全世界学生爱问的300个医学问题

本书编写组◎编

世界图书出版公司
WPC
广州·北京·上海·西安

图书在版编目（CIP）数据

全世界学生爱问的 300 个医学问题 /《全世界学生爱问的 300 个医学问题》编写组编 . —广州：广东世界图书出版公司，2010. 4 （2024.2 重印）

ISBN 978 - 7 - 5100 - 2227 - 2

Ⅰ. ①全… Ⅱ. ①全… Ⅲ. ①医学 - 青少年读物 Ⅳ. ①R - 49

中国版本图书馆 CIP 数据核字（2010）第 070697 号

书　　名	全世界学生爱问的 300 个医学问题
	QUANSHIJIE XUESHENG AIWEN DE 300 GE YIXUE WENTI
编　　者	《全世界学生爱问的 300 个医学问题》编写组
责任编辑	左先文
装帧设计	三棵树设计工作组
出版发行	世界图书出版有限公司　世界图书出版广东有限公司
地　　址	广州市海珠区新港西路大江冲 25 号
邮　　编	510300
电　　话	020-84452179
网　　址	http://www.gdst.com.cn
邮　　箱	wpc_gdst@163.com
经　　销	新华书店
印　　刷	唐山富达印务有限公司
开　　本	787mm×1092mm　1/16
印　　张	10
字　　数	120 千字
版　　次	2010 年 4 月第 1 版　2024 年 2 月第 12 次印刷
国际书号	ISBN　978-7-5100-2227-2
定　　价	48.00 元

前　言

　　人的一生要经历儿童期、青少年期、成年期，最后到老年期几大阶段。其中在青少年期有一个特殊阶段，这就是青春期，它正处在学生求知的黄金年代。

　　青春期的学生是个体从性机能迅速发展至性机能成熟的阶段，也是人生各方面变化最大的阶段。青春期的变化非常快，因此它是一个短暂的发展阶段，重叠着少年期至青年初期。从时间上看，青春期的年龄因人而异，大致发生在十一二岁到十八九岁之间。

　　在人的生命周期中，青少年学生时代是身体、人格塑造的关键时期。身体系统的发育成熟和第二性征的出现，对男女青少年在心理、情绪、行为上有很大影响，这种急剧变化，往往令他们无所适从，因此必须加强对青少年进行生理卫生知识教育，给他们以正确的健康指导，解答他们在成长过程中遇到的各种问题，帮助他们摆脱种种不健全的心理，稳定地度过青春期。

　　为此我们编写了这本《全世界学生爱问的300个医学问题》，尽量选取青少年学生最关心、最感兴趣的一些医学问题，并给出科学简练、明白易懂的回答，切实帮助他们释疑解惑。

　　本书一共分为9个部分，第一部分回答的是一些医学常识问题，第二部分聚焦青春期生理发育中出现的各种问题，第三部分给出了一些有益的健康忠告，第四部分介绍了青少年关注的一些疾病的病因和防治，第五部分

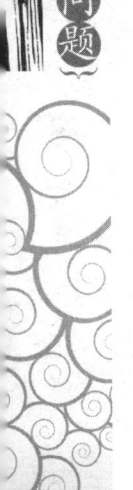

提到的问题与青少年学生的学习和生活息息相关，第六部分介绍的是一些意外事故发生时的急救措施，第七部分关注的是青少年学生"爱美"的问题，第八部分解答的是青少年心理上的一些问题，第九部分帮你规避一些普遍存在的认识上的误区。

　　由于青少年学生的生理变化迅猛而急剧，他们会格外关注自己的身体，自然会提出许多千奇百怪的问题或遇到许多意想不到的问题，一本书不可能面面俱到，甚至还有些重要问题可能被忽视，由此给你造成的阅读遗憾敬请谅解！

目 录
Contents

全世界学生爱问的300个医学问题

疾病防治

日常保健

生活急救

医学常识

皮肤有什么作用

皮肤分 3 层。从外向内数分别为表皮、真皮、皮下组织。

表皮是由许多死去的细胞像砖头砌墙一样地堆起来的。表皮里没有血管，没有神经，因而弄破了表皮既不会流血也不会疼。手脚上的"老茧"就是增厚了的表皮。由于表皮的细胞排列得很紧密，且又角质化，所以一般的细菌是无法侵入的，因而表皮是人体抵抗各种病菌的第一道天然防线。

真皮里有血管和神经，真皮里的这些神经有许多是管人们的感觉的，比如冷觉、热觉、痛觉、触觉等。真皮富有弹性，能经受一定的摩擦和挤压，对内部组织有一定的保护作用。真皮内有大量血管，这些血管的收缩和舒张又能控制人体的热量散发的多少。

皮下组织中含有大量的脂肪，具有保温作用和缓冲外界压力的作用。

另外，皮肤的皮脂腺分泌油脂，滋润皮肤和毛发；皮肤中还有汗腺可以排汗、散热、降温，且汗液中还有少量的盐和尿素，使排汗兼有排泄的作用。

还有就是表皮中含有黑色素细胞和一种胆固醇，前者能阻挡紫外线穿过皮肤，而后者在日光下会变成维生素 D，而维生素 D 可防止缺钙。

唾液有什么作用

唾液是由大大小小的唾液腺分泌的，受大脑皮层的控制。成人每天平均要分泌 1000 毫升左右的唾液，所以，人在一天中，总是时不时地在咽唾液，只是因为注意力集中在工作、学习、游乐等上面，没有感觉到罢了。

人的口腔里始终保持着湿润，这就是唾液不断分泌的结果，特别是饥饿时见到食物，唾液分泌还会加速。那么唾液的作用仅仅是滋润一下口腔吗？不！唾液的功能多着呢！

除了水分外，唾液中含有唾液淀粉酶、蛋白质、免疫球蛋白、氨基酸、激素，以及钠、钾、氯等无机物。

唾液是"消化液"。它含有的淀粉酶，能使淀粉类食物一进入口腔就开始了消化过程。

唾液是"溶解剂"。它有湿润和溶解食物的功能。

唾液是"滋润剂"。我们说话、发声，要靠声带、咽喉、舌头、牙齿、嘴唇，但是没有唾液，要顺顺利利地说话，那是不可能的。

唾液是"清洁剂"。可以清除口腔中食物残渣和异物，保持口腔清洁；唾液中含有溶菌酶和免疫球蛋白 A，具有杀菌消毒的作用，能随时消灭口腔内的细菌。

另外，唾液又是"保护剂"。唾液中的碳酸氢钠和黏蛋白，进到胃后，可中和过多的胃酸，并附着在胃黏膜上，形成一层保护层，以增强胃的消化功能。

最后，值得特别提一下的是，唾液对食物中的某些致癌物质具有解毒作用。所以，有人甚至称唾液为"天然防癌剂"。一些医学科学家提议，每口食物起码应该咀嚼 30 秒钟，让唾液与食物充分混合，这不仅有助于消化，还可以充分"瓦解"那些致癌物质。

✿ 胃酸有什么作用

胃的内容物呈酸性，这是由于胃腺分泌的盐酸（又称胃酸）所致。盐酸具有多种重要生理功用，它能激活蛋白酶原，供给胃蛋白酶所需要的酸性环境，它可使食物中的蛋白质变性而易于分解消化，它还可杀死随食物进入胃内的细菌，它进入小肠后还可以促进胰液、肠液和胆汁的分泌，有助于消化吸收。

盐酸是由胃底腺的壁细胞分泌的。胃内有大量的胃底腺，它主要由壁细胞、主细胞、颈黏液细胞、未分化细胞和内分泌细胞等组成。主细胞分泌胃蛋白酶原，这种酶原必须在酸性条件下才能转化成胃蛋白酶，发挥消化作用。颈黏液细胞分泌黏液，严密盖在胃的内壁上，构成一道防御屏障，保护胃壁不受盐酸的侵蚀和胃蛋白酶的消化。

盐酸具有强烈的腐蚀性，倘若不小心沾上一点就会把那一块皮肤烧烂。所以胃里的盐酸浓度很淡，要不早就把胃给蚀烂了。胃内盐酸有 2 种形式，一种是处于游离状态，称为游离酸；另一种与蛋白质结合在一起，称为结合酸。壁细胞一直在不停地加工生产盐酸，但是加工生产的速度在一天之内不是恒定不变的，也就是说生产的盐酸数量一天之内有小小的波动，在清晨 5 点至中午 11 点最少，而在下午 2 点至次日清晨 1 点最多，天天如此。

怎样看待人体中的微生物

微生物的个体大小只有 1/1000 毫米左右，人们必须使用显微镜才能看到它们。这类小生物分布得特别广泛，在土壤、水乃至空气中都有它们存在，真可以说是无孔不入。微生物这个大家族的主要成员是细菌、病毒和真菌。

提起细菌和病毒，人们往往会感到一种危险。其实绝大部分微生物对人是无害的，有些微生物对人还有益处；仅有一小部分微生物对人的健康有害，能使人感染或得传染病。这些能使人生病的微生物叫做病原微生物或致病性微生物。人只有接触病原微生物才有可能感染疾病，大家如果注意讲究卫生，尽量少接触它们，就会少受其害。不过人并不是一接触病原微生物就感染疾病，因为正常人体具有免疫功能，能够识别和清除它们。

什么是免疫系统

免疫学的中心法则是识别"自身"和"非自身"，新的观点认为免疫系统主要识别"危险信号"。1798 年英国人 Jenner 开始使用牛痘预防天花，但是实际上中国在 11 ~ 16 世纪的时候，就开始使用人痘预防天花。使用人痘有一定的危险性，而牛痘则是无危险的。

免疫学的进步对人们的健康起到了巨大的作用，1979 年世界卫生组织宣布在全世界消灭了天花，这是人类消灭的第一个疾病。100年来共有17届26人因为免疫学的研究成果获得诺贝尔奖。现代免疫学的研究领域非常广阔，与人体健康息息相关。人的免疫系统有防御、稳定和监视的功能，分别起不同的作用。免疫系统和神经系统有类似之处，具有记忆性、特异性和反应性。我们平常注射的各种疫苗就是利用了记忆性的功能。

人的免疫器官有胸腺、骨髓、淋巴结、脾脏等。胸腺和骨髓是中枢免疫器官，其他的为外周免疫器官。免疫细胞有淋巴细胞、单核巨噬细胞、粒细胞和树突状细胞等。各种细胞功能不同，其中淋巴细胞最为重要。

免疫方面的疾病有免疫缺陷、变态反应和自身免疫病及器官移植排斥等。免疫缺陷可导致感染、肿瘤等疾病，而变态反应最为人们熟知的就是过敏，如青霉素过敏、哮喘等。

🍀 人体怎样抵抗病原微生物

首先，人体健康完整的皮肤和黏膜具有机械阻挡及排斥作用，能够防止病原菌侵入。这种屏障结构保护机体免受了大量微生物的危害。当由于外伤或其他原因，某些病原菌突破皮肤和黏膜进入体内组织后，人的吞噬细胞可以把病原菌吞进细胞内，进行杀伤消化。同时，人体内的补体和溶菌酶等成分也发挥溶解、破坏病原菌的作用。因为皮肤黏膜、吞噬细胞和补体等对病原菌的作用无选择性，所以称为非特异性免疫。非特异性免疫能够随时排斥和清除多种病原菌，在防止感染的发生上起主要作用。

如果某种入侵的病原菌毒力较强，仅靠非特异免疫就难以抵抗，这时需要特异性免疫来协同作战。特异性免疫的功能主要由淋巴细胞及其产物完成，其主要特点是对病原菌的作用有针对性，即特异性。淋巴细胞准确地识别特定的病原菌及其毒性产物之后，释放出抗体和淋巴因子。抗体特异性地与病原菌及其毒性产物结合，结合后第一可以中和毒性，第二能促使吞噬细胞和补体目标明确地杀伤这些病原菌。淋巴因子能够招引大量吞噬细胞聚集到有病原菌的部位，并且活化这些细胞，使之吞噬和杀伤病原菌的能力大大增强。由于特异性免疫集中了机体的免疫力量针对特定的病原菌，因此作用更加有效，在阻止感染的发展上起主要作用。

另外，特异性免疫还具有记忆性：一部分淋巴细胞接触病原菌后，形成记忆细胞，当再次遇到相同的病原菌时，这些记忆细胞便立即释放出大量抗体和淋巴因子，从而迅速有力地消灭再次入侵的病原菌。预防接种依据的就是这种记忆性。

🍀 为什么说扁桃体是机体防御的信号灯

扁桃体是腭扁桃体的习称，它是咽部主要的淋巴器官，左右各一，形状似卵圆形，位于舌腭弓和咽腭弓之间的三角形扁桃体窝内。扁桃体的内部结构较复杂，主要由许多淋巴滤泡、支架组织及扁桃体隐窝等构成。扁桃体处于呼吸道和消化道的交通要塞，又是外界病菌等侵入呼吸道的必经之地，再加上扁桃体内的淋巴细胞在病原体入侵后便会作出积极反应，因此扁桃体有人体防御的"信号灯"和"卫士"的美称。

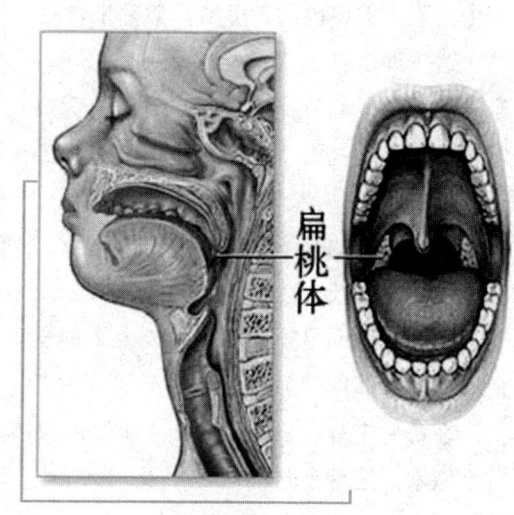

扁桃体

扁桃体是咽喉部抵御病原体入侵的主要力量，也是阻止病菌侵入呼吸道的第一道防线。当病原菌侵入咽喉部时，扁桃体中淋巴细胞会毫不退缩地和病原体作坚决斗争，为此扁桃体本身要付出很大的代价，如血流增加、病原体引起的光性渗出及淋巴细胞浸润、增殖导致了扁桃体充血、肿大、包膜紧张，其中的淋巴细胞在和病原菌的激烈战斗中，随着病原体的消灭，部分淋巴细胞也奉献出自己的生命。以上就是患急性扁桃体炎症病人感到咽痛、扁桃体发红肿大甚至化脓的病理基础。

其实，在健康人的咽部及扁桃体隐窝内都存在某些病原体，如乙型溶血性链球菌 A 组及腺病毒等，在机体防御能力正常时，不会引起扁桃体炎症，但当某些因素使机体抵抗力降低，原先潜伏着的病原菌就会大量繁殖，外界的病原体也会乘虚而入，这样就可能引起急性扁桃体炎等。引起机体抵抗力降低的因素有：受凉、过度疲劳、体质变得虚弱、过度抽烟饮酒、有害气体刺激呼吸道等。因此，发生急性扁桃体炎也是提示机体防御能力降低的一种信号。

❀ 什么是激素

激素是由内分泌腺分泌出来的。内分泌腺又称无管腺，因为这些腺体的分泌物并不进入分泌管而是直接进入血流。某些器官例如肝脏和肾脏也产生激素，但体内的大多数激素都来自腺体。

这多种多样的激素中，每一个都对身体产生特殊的效果。一般说来，激素的功能是调节身体的内部活动，例如生长和营养，食物的储藏和利用，以及各种生殖过程。如果腺体分泌过量或不足，一个人的外貌就会变得不正常了。

位于颅底的脑下垂体包含 2 个部分。我们知道其中一部分所产生的一种激素能促进生长。

脑下垂体的另外一部分则产生 2 种激素，它们调节对水和脂肪的利用、血压，以及体内的热量。

在每一个肾的顶部还有 2 个重要的腺体。其中一个腺体产生的激素叫做肾上腺素。这种激素同血压以及情绪和应急反应有关。一个人激动或者受惊吓时，这种激素分泌就增加。

身体内还有其他腺体，它们产生的激素关系到你的表现是像个男性或是像个女性。所以，激素同你的身体和健康有极大的关系。

❀ 为什么流血会自动止住

人体的血管分为动脉、静脉和毛细血管 3 种。动脉多分布在身体较深的部位，管壁厚，弹性大，管内血流速度快。静脉有的与动脉相伴行而位置较深，有的分布较浅而可用肉眼看见，如手臂或其他处可看见的一条条

"青筋"就是静脉。和动脉相比，静脉的血管壁薄，弹性小，管腔大，血流速度慢，有静脉瓣膜。毛细血管是连通最小动、静脉之间的血管，它数量多，分布广。毛细血管的血管壁由一层上皮细胞构成，血流速度很慢，我们割破了点皮，一般只破了毛细血管或小血管，所以能自行止住，如割破了大血管要自行止住就难了，那就要去医院治疗。

那么，毛细血管或小血管出血为什么能自行止血呢？原来，血液是由血浆和血细胞组成。血浆是淡黄色的半透明液体，含91%～92%的水，7%左右的蛋白质，0.1%左右的葡萄糖，0.9%左右的无机盐等等。血浆的主要功能是运载血细胞、运输养料和废物。血细胞包括红细胞、白细胞和血小板。血浆中的某些成分和血小板与止血有关。

血液从伤口流出后，发生了三件大事。首先，小血管在受伤后立即收缩，若破损不大即可使血管封闭；其次，血管内膜损伤，暴露出来的内膜下组织，可以激活血小板和血浆中的凝血系统，由于血管收缩，使血流暂停或减慢，有利于激活的血小板黏附于内膜下组织并聚集成团，成为一个松软的止血栓以填塞伤口；最后，在受伤局部，血小板所释放出来的和血浆中存在的血液凝固物质能引起一系列化学变化，使原来溶解于血浆中的纤维蛋白原转变成不溶性的纤维蛋白。纤维蛋白像细丝一样交织成网，并把血细胞网罗在内，使液体血液变成凝胶状态的血块。小血块堵住了伤口，有效地制止了出血。

❀❀ 心脑的电波是怎样产生的

人体中的大脑和心脏能发出电波，其实除此之外，内耳听声，视网膜接受视觉，胃肠活动，子宫收缩时，都能出现电现象，而肌肉则更是发电的集中场所，看来人体真有点像台"发电机"了。

医学家对这些电流，总名为"生物电"。但这种电流，非常微弱，所以尽可放心，它绝不会伤人的。

不论是大脑，还是心肌或骨骼肌，它们都由各自的结构构成。在细胞的外围有一层薄薄的膜，叫做细胞膜。细胞膜以内，含有以钾离子为主的细胞液；膜外，又有以钠离子为主的细胞外液，包裹着细胞。我们知道钾和钠都是电解质，细胞内外，它们的深度不同，细胞外略带正电，细胞内略带负电，人体内的任何一个细胞在安静时都处于这种状态。

但如果刺激一下人体细胞，情况立即会发生变化。顷刻之间，有大量钠离子通过细胞膜进入到细胞内，细胞内部就会忽然涌入大量的带正电荷的钠离子。这时，只要用微电流计测量一下，细胞内原为负电位（具体的数值为 −90 毫伏），现在却变为正电位（这时确切数值可能达到 20 ~ 40 毫伏）。细胞膜上的这种电位改变，会由受刺激的一端开始，逐渐地沿着细胞膜扩展，这就如同给平静的水面投进了一块石子，水面出现了涟漪，涟漪会慢慢地由近及远一点一点地扩散开来。微弱的生物电就这样产生了。

等整个细胞膜这一变化完成之后，涌入细胞内的钠离子，又返回到细胞外，钾离子也有移动，等这些离子浓度恢复原状以后，一切又像未产生生物电前的平静状态。

而医学家设法将这种生物电放大后记录下来。于是，记录心脏收缩时的电流，称为心电图；记录脑神经电兴奋活动的，称为脑电图。此外，还有肌电图、视网膜电流图等。医学家利用所记录的生物电，就可以进行生理现象的研究，而医生们则用这些描记所得的图形，来诊断疾病，观察治疗效果等。

心脏为什么能不停地跳动

心脏停止跳动往往是生命终结的标志，的确，人只要有一口气，心脏就会跳动。一个正常人，如果以心跳每分钟 70 ~ 75 次计算，则一个活了 70 岁的人，在一生中心脏要跳动 26 亿次左右。

心脏为什么能不知疲倦地工作呢？

首先，从表面上看，心脏似乎没有一刻休息，其实不然。心脏的工作，就像我们用气筒往车胎里打气，而它却是往血管里打血。它一收缩，就像个握紧的拳头，血液就从它的室内往血管里冲去，然后，它就舒张，像松开的拳头一样，这样一缩一张，是很有规律的。收缩是心脏在工作，而舒张则是它的休息过程。

其次，心脏这种有节律、有次序的收缩，有赖于心脏肌肉中一种特殊的传导系统来维持，这种特殊的传导系统是由特殊化了的心肌纤维组成，它的起点位于大静脉进入右心房的部位。这是一个密集的组织团，称为"窦房结"，它犹如发报机一样，每隔一定的时间，便向外发出一次兴奋或冲动，这种冲动波沿着传导系统向心房肌肉传播，并到达心房和心室之间的房室结。由这里，再次分出神经肌肉纤维，分别走向左右心室，称为左束支和右束支。

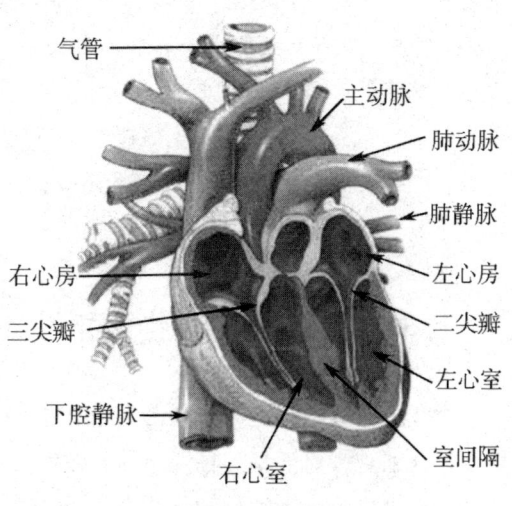

心脏示意图

气管
主动脉
肺动脉
肺静脉
右心房
三尖瓣
下腔静脉
右心室
左心房
二尖瓣
左心室
室间隔

这样，从窦房结发出的兴奋和冲动，就传到心肌的每一条纤维、每一个角落，这样，心脏就能整体有规律地跳动起来。

最后，心脏的这种规律性的跳动，是完全由神经中的自主神经系统来控制的，它不受人的意志支配，但它会受到如体温、年龄、情绪等因素的影响。这种影响都是通过神经和内分泌系统发挥作用，自动控制的。

🍀 血型是怎么回事

人的血型有许多种，最常见的是 A、B、O 血型。大约在 1900 年，奥地利的一个血液专家和他的学生发现，人血浆中有一种叫"凝集素"的化学物质，而红血细胞上有一种叫"凝集原"的化学物质，凝集素分为抗 A、抗 B 两种，凝集原也分为 A、B 两种，当相同的凝集素与凝集原相遇时（例如 A 凝集原遇到抗 A 凝集素），就会发生凝集反应，红细胞会皱缩、变形、堵死血管，失去输氧功能，严重的会发生生命危险。

但是正常人每种血型血液中含的凝集素与凝集原都不一样，亦即不会"自相残杀"。A 型血，即指红细胞上含 A 凝集原，血浆中含抗 B 凝集素的血液；而把红细胞上含 B 凝集原，血浆中含抗 A 凝集素的血液叫做 B 型血；

凡血浆中不含任何凝集素，而红细胞上既有 A 凝集原又有 B 凝集原的血液为 AB 型血；如果红细胞上不含任何凝集原，而血浆中既有抗 A 凝集素又有抗 B 凝集素的，则为 O 型血。

输血时，为了避免 A 凝集原碰到抗 A 凝集素，或者 B 凝集原碰到抗 B 凝集素，要求同血型输血。如果遇到抢救伤员，而一时又拿不到同型血液的情况下，可以输入少量的异型血。

✿ 血液中的红细胞有什么作用

血液之所以呈红色，是因为血液中大量存在的红细胞是红颜色的。如果没了红细胞，血液呈一种淡淡的黄颜色。

红细胞里有一种红色的蛋白质叫血红蛋白，它有一个特点，就是很容易与氧气结合，又很容易与氧气分离。什么情况下与氧气结合呢？在氧气浓度高的地方——如在我们的肺里。什么情况下与氧容易分离呢？在氧气浓度低的地方——就是各种组织里。红细胞就像是一只只的小船，在肺里把货物——氧气装上，到各种需要的组织里，又把货物——氧气卸下，整天忙忙碌碌的。

红细胞能活多久呢？不长，120 天左右。不要怕，虽然红细胞不久就会死去，可我们的红骨髓又会造出许许多多的红细胞来。但是，造红细胞需要大量的铁元素，因为血红蛋白需要铁，如果体内铁元素不够，就不会造出足够的红细胞而出现贫血。所以我们平时要注意多吃些含铁质丰富的食物。

✿ 血液中的白细胞有什么作用

在血液中，白细胞的数量要比红细胞少得多，可重要性一点也不亚于红细胞。

白细胞在显微镜下看，比红细胞更大，而且分为许多种，其中以中性粒细胞为最多，它能够吞噬侵入体内的病菌，保护人体的健康。比如身体某处受了伤，病菌乘机入侵，这时就会有大量的白细胞穿过毛细血管壁，聚集在受伤的部位吞噬病菌。

与此同时，伤口周围还出现红肿现象，这就是我们平时所说的发炎。白细胞在与病菌作斗争时，自己也会有伤亡。当一个白细胞吞噬了过多的病菌时，就会"壮烈牺牲"。有时伤口周围会有脓液流出，脓液的主要成分就是"战死"的白细胞。病菌都消灭了，炎症也就消失了。有时为了快些"结束战斗"或白细胞打不过敌人，我们就用药物来治疗。有的时候，白细胞也吞噬人体自身死亡或变异的细胞。

每当身体内有炎症时，白细胞的浓度都会大大增加。医生也正是利用了这一特点，通过验血查白细胞的数量而知道身体内是否有炎症。

白细胞"战死"后，也一样由红骨髓产生新的白细胞来补充。

人体骨骼是怎么构成的

人有 206 块骨头。骨骼具有赋形、支持体重、保护体内脏器和运动功能。此外，骨骼也是体内制造血液，贮存钙、磷的器官。根据骨的所在部位，可分为躯干骨、四肢骨和颅骨 3 大部分；根据骨的外形，又可分为长骨、短骨、扁骨和不规则骨 4 类。

（1）躯干骨。躯干骨包括脊柱、肋骨和胸骨。①成年人的脊柱由 26 块椎骨构成，椎骨上有椎孔，全部椎骨的椎孔连在一起构成椎管，里面有脊髓。椎骨自上而下有 7 块颈椎，12 块胸椎，5 块腰椎，以及骶骨和尾椎各 1 块。②肋骨共有 12 对，胸骨 1 块。肋骨、

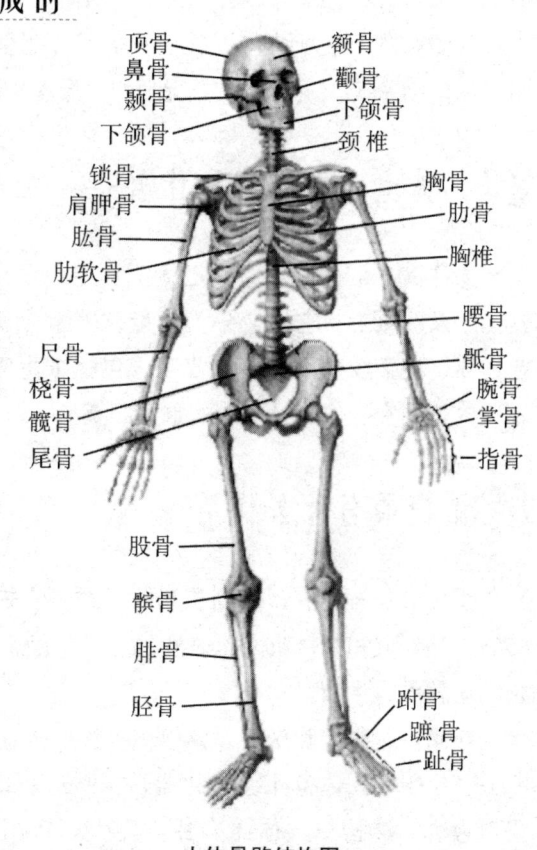

人体骨骼结构图

顶骨　额骨
鼻骨　颧骨
颞骨　下颌骨
下颌骨　颈椎
锁骨　胸骨
肩胛骨　肋骨
肱骨　胸椎
肋软骨
腰骨
尺骨　骶骨
桡骨　腕骨
髋骨　掌骨
尾骨　指骨
股骨
髌骨
腓骨
胫骨
跗骨
跖骨
趾骨

胸骨和胸椎共同围成胸廓，保护着肺和心脏等器官。

（2）四肢骨。四肢骨包括上肢骨和下肢骨各 1 对。一侧的上肢骨由肩胛骨 1 块，锁骨 1 块，上臂骨（肱骨）1 块，前臂骨（桡骨、尺骨）2 块和手骨（腕骨 8 块、掌骨 5 块和指骨 14 块）27 块组成。两侧上肢骨共 64 块。一侧的下肢有髋骨 1 块，大腿骨（股骨）1 块，膝盖骨（髌骨）1 块，小腿骨（胫骨、腓骨）2 块和足骨（跗骨 7 块、跖骨 5 块和趾骨 14 块）26 块，共 31 块。两侧下肢骨共 62 块。髋骨、骶骨和尾骨共同围成骨盆。足部的跗骨、跖骨和足底的韧带、肌腱共同构成了凸向上方的足弓。

（3）颅骨（头骨）。包括 8 块脑颅骨和 15 块面颅骨。脑颅骨围成的颅腔保护着脑。头骨仅下颌骨能活动，其余的骨都连接得很紧密，不能活动，有利于保护大脑、眼等器官。此外，两侧中耳内各有 3 块听小骨。

骨骼系统为全身结构提供基本框架，而以肌肉为动力和以骨头作杠杆组成的运动系统，是一切人类行为的物质基础。

❀ 人体七大营养素是什么

人体需要的营养素共有七大类：蛋白质、脂类、糖类、维生素、无机盐、水及纤维素。它们又分为常量营养素与微量营养素。常量营养素包括蛋白质、糖类及脂类；微量营养素包括维生素及无机盐；水及纤维素一般不归入这两类，但却是生命的重要元素。

❀ 蛋白质有什么作用

蛋白质是一切生命的物质基础，约占人体总重的 20%，占总固体量的 45%，是构成和制造肌肉、血液、皮肤、骨骼等身体组织的主要物质，没有蛋白质就没有生命。

作用：①制造和修复人体组织。构成人体的肌肉、血液、皮肤、骨骼、头发、指甲等人体各种组织和器官，制造新组织，修复损伤组织，如帮助伤口愈合。②构成人体内多种重要生理作用的物质，如酶、激素、抗体、血红蛋白等。酶在人体内主要起催化作用，参与人体的各种化学反应。激素在人体内主要起着重要的调节作用，促进和控制身体各种腺体、器官的活动信息。③提供热能。每克蛋白质提供 16.7 千焦（4 千卡）热能。蛋白质的摄取量应占总热能的 10% ~ 15%。成人：每天推荐摄入量 1.2 克/千克体重；儿童到青春期：2.5 ~ 1.7 克/千克体重。

脂类有什么作用

脂类是脂肪、胆固醇、磷脂、脂蛋白、糖脂的总称。脂类是构成人体各种细胞的主要成分之一，其中磷脂和胆固醇是构成所有生物膜的主要成分。脂肪含量占人体总重量的 15% 左右，最低 13%，最高占 50%。动物油提供的主要是饱和脂肪酸，植物油中提供的主要是不饱和脂肪酸。

作用：①细胞膜、生物膜的主要成分，固定身体组织和器官，脂肪又是器官、关节的隔离层，填充和避免摩擦。②供给能量和储存能量。脂肪的摄入量应占总能量的 20% ~ 25%。1 克脂肪提供 37.6 千焦热能。每天还需要脂肪量 70 ~ 80 克。③促进脂溶性维生素的消化和吸收。④维持体温。

糖类有什么作用

糖类是由碳氢氧组成的碳水化合物。糖类分单糖、双糖、多糖。单糖是糖类的基本单位，能被人体直接吸收和利用，常见的食物中有葡萄糖、果糖。双糖是两个单糖组成，常见的有蔗糖、麦芽糖、乳糖。双糖基本上能被人体全部吸收和利用。多糖是由多个单糖分子构成的化合物，主要指食物中的淀粉、膳食纤维。多糖需要经过淀粉酶分解之后才能被人体吸收和利用。

作用：①提供能量。主要是提供能量，并可以以糖原的形式储存能量。储存的能量一般在 5020 千焦（1200 千卡）左右，即一天的基本能量。人体的 60% ~ 70% 能量靠糖类提供。1 克葡萄糖能提供 16.7 千焦（4 千卡）热能。纯糖（葡萄糖、蔗糖）的摄入应限制在总能量的 10% 以下。1 罐汽水含热能 627.6 千焦（150 千卡）。②构成人体组织，如糖蛋白、核糖、糖脂等。③维持肝脏解毒。肝糖原充足时，肝脏对乙醇、砷等有较强的解毒作用。

✿ 维生素是什么

维生素是人体维持正常生理功能所必需的一类有机化合物，人体又不能自行合成维生素，大部分需要经食物来提供。根据维生素的溶解性质，人们将其分为2类：脂溶性维生素（A、D、E、K）和水溶性维生素（B、C）。

①脂溶性维生素是指只溶于脂肪中，而不溶于水的维生素。所以，如果饮食中脂肪摄入过少，就可影响此类维生素的吸收。

②水溶性维生素是指易溶于水，不溶于脂肪中的维生素。因此，在食物的洗涤、加工时，如过度淘米、遗弃米汤、先切菜后洗菜等，均容易使水溶性维生素流失。

作用：主要以辅酶的形式参与酶的功能，在调节人体广泛的物质代谢过程中起着十分重要的作用。

✿ 什么是维生素A

维生素A是一种脂溶性维生素，能有效地保护视力，并有增加免疫力、抗癌的作用。每天维生素A的正常摄入量为1000毫克。维生素A主要存在于动物性食物中，动物肝脏含量最多，其次是奶类、蛋类或鱼类。而胡萝卜、西红柿、菠菜等可经人体吸收后也可转化为维生素A。

若缺乏维生素A，可影响机体的正常发育，导致生长迟缓、皮肤粗糙、干燥、角质软化、干眼病、夜盲症（夜间视物困难）等。

✿ 什么是维生素D

维生素D是脂溶性维生素，能促进钙和磷在肠道的吸收与骨中钙的沉积，有利于骨的钙化。在青少年生长发育过程中起着重要的作用。人体需要的维生素D只有部分是从食物中摄取的，大量的是通过紫外线的照射而得到的。含维生素D较多的食物有动物肝脏、鱼肝油、禽蛋类。但要注意补充维生素D切不可过量。

全世界学生爱问的300个医学问题

若缺乏维生素 D，可引发佝偻病、骨软化症、骨质疏松症等。鱼肝油中含大量维生素 A 和维生素 D。另外，人体皮肤含有的 7 - 脱氢胆固醇在紫外线照射下可转化为维生素 D。因此，经常参加户外活动，即可保证维生素 D 的供给。

什么是维生素 E

维生素 E，又称生育醇，主要功能是保护生殖系统。此外，还可降低胆固醇，清除体内垃圾，在抗衰老方面也有一定作用。富含维生素 E 的食物有麦胚油、玉米油、花生油及芝麻油等，蛋类、菠菜、红薯等维生素 E 的含量也较高。

什么是维生素 K

维生素 K 是脂溶性维生素，是人体肝脏合成凝血酶原的必要物质。当维生素 K 缺乏时，可引起机体的凝血机能下降，导致人体损伤后易出血或出血不止的现象，女孩有月经量过多的表现。富含维生素 K 的食物有蔬菜、水果等。

什么是维生素 B

维生素 B 是水溶性维生素。这是一个大家族，有维生素 B_1、维生素 B_2、维生素 B_6 等，同样具有增加免疫力的作用。缺乏维生素 B_1 的人易患脚气病；缺乏维生素 B_2 的人可能患口角炎、口腔溃疡，严重的还可能患再生障碍性贫血；缺乏维生素 B_6 则易患某种类型的皮炎等。维生素 B_1 主要存在于谷物中；维生素 B_2 主要存在于动物性食品中，尤以肝、肾、心脏器官最多，其次是奶类和蛋类，绿叶蔬菜中含量也较高。维生素 B_6 则主要存在于蛋黄、鱼、肉、奶、豆中。

维生素 B_{12} 和叶酸能参与体内辅酶的合成及氨基酸的代谢，缺乏时可致贫血、周围神经炎、神经痛等。维生素 B 含量较高的食物有动物肝脏、酵母、绿叶蔬果等。

什么是维生素C

维生素C是水溶性抗生素，又称抗坏血酸。能增加免疫力、防癌、促进伤口愈合、抗衰老，较大量的维生素C还有治疗感冒的作用。富含维生素C的食物有青椒、甜瓜、花椰菜、苹果。

维生素C有助于形成并维持胶原蛋白，加速伤口愈合，防治贫血，促进骨骼和牙齿结构的形成，增强血管弹性。

叶酸是什么

叶酸是维生素B复合体之一，相当于蝶酰谷氨酸，最初是从菠菜叶中提取纯化的，故而命名为叶酸。

叶酸对人体的重要营养作用早在1948年即已得到证实，人类（或其他动物）如缺乏叶酸可引起巨红细胞性贫血以及白细胞减少症。此外，研究还发现，叶酸对孕妇尤其重要。如在怀孕头3个月内缺乏叶酸，可导致胎儿神经管发育缺陷，从而增加裂脑儿、无脑儿的发生率。其次，孕妇经常补充叶酸，可防止新生儿体重过轻、早产以及婴儿腭裂（兔唇）等先天性畸形。

叶酸是一种水溶性B族维生素，亦称为维生素BC或维生素M；为机体细胞生长和繁殖所必需的物质，帮助蛋白质的代谢。并与维生素B_{12}共同促进红细胞的生成和成熟，是制造红血球不可缺少的物质。在制造核酸（核糖核酸、脱氧核糖核酸）上扮演重要的角色，是人体在利用糖分和氨基酸时的必要物质。

富含叶酸的食物有莴苣、菠菜、西红柿、猕猴桃、草莓、香蕉、动物的肝脏、蛋类、黄豆、核桃、栗子、糙米等。补叶酸首选猕猴桃，猕猴桃中含有大量叶酸，有"天然叶酸大户"之美誉。

无机盐有什么作用

无机盐是指人体必需的无机盐营养素。人体不能合成，必须由膳食摄入，用量少但生理作用很大，缺乏就会有相应的症状。无机盐分为常量元素和微量元素。常量元素：每日需要在 100 毫克以上，包括钙、镁、钾、钠、氯、硫等。微量元素：铁、铜、锌、锰、硒等。

作用：构成组织，构成酶，构成激素、激活酶，参与代谢，维持渗透压和酸碱平衡，维持神经肌肉的兴奋性等。

钙有什么作用

钙是人体内第 5 位含量最多的无机元素，占人体总重量的 1.5% ~ 2%，其中 99% 在骨骼和牙齿中，1% 在体液和软组织中。

作用：①构成骨骼和牙齿。②维持渗透压和酸碱平衡，对血压有调控作用。③维持和增强神经传导作用，有安定、镇静作用。④维持和增强肌肉神经的兴奋性，肌肉的收缩需要钙离子的参与。⑤参与血液凝固，钙离子担任着激活酶的作用。⑥参与合成胶原蛋白，使血管和软组织增加弹性。

在含钙量较高的食物中，除了虾皮，其他大多数看起来很黑。每 100 克食物中，钙的含量大于 300 毫克的食物有海带、紫菜、发菜、黑木耳、黑芝麻等。

铁有什么作用

铁在人体中是微量元素中含量最多的，人体中含 4 ~ 5 克。铁在人体存在有 2 种形式：功能性铁和储存性铁。功能性铁存在于血红蛋白、肌红蛋白及含铁酶中，储存性铁以铁蛋白和血铁黄素的形式存在于肝脏等处。

作用：构成血红蛋白和肌红蛋白，参与氧的运输；构成细胞色素和含铁酶，参与能量代谢。

含铁量高的有动物肝脏、血液、瘦肉、鸡蛋黄、黄豆、芝麻酱、木耳和蘑菇。其中木耳每 100 克含铁 185 毫克，自古以来，人们就把它作为补血佳品。此外海带、紫菜等水产品也是较好的预防和治疗缺铁性贫血的食品。

❀ 锌有什么作用

锌在人体内含锌总量为 $2.0 \sim 2.5$ 克，分布于人体所有组织和器官中。

作用：①促进生长发育。②促进性器官和功能的正常发育。③维持生物膜结构和功能，减少毒素吸收，增加记忆。④参与构成味觉细胞。

含锌较多的有牡蛎、肝脏、血、瘦肉、蛋、粗粮、核桃、花生、西瓜子等，一般蔬菜、水果、粮食均含有锌。平时只要饮食合理安排好，一般不会造成缺锌。

❀ 水有什么作用

水是人体内体液的主要成分，是维持生命所必需的，约占体重的 $2/3$。

作用：具有调节体温、运输物质、促进体内化学反应和润滑的作用。水的来源主要是每天所饮用的水，以维持体内所需。水是人类赖以生存所不可缺少的物质，它对人体的重要性甚至可以超过食物。它是构成人体的原料，它能够润滑组织器官并维持它们的形态，它能够维持和调节体温，它还能够促进营养物质的消化吸收与代谢。总之，没有水，人体内的许多生命活动便不能进行。当人体失去 20% 以上的水分时，就会有生命危险。所以说，水是人类的"生命之源"。

❀ 纤维素有什么作用

纤维素近年来被列为第7大营养素，被称为"肠道的清道夫"。联合国粮农组织颁布的纤维食品指导大纲指出，健康人每日常规饮食中应有 $30 \sim 50$ 克（干重，指把其中所有水都去掉，剩下的是脂肪、蛋白质、维生素、无机盐等营养物质）纤维素。膳食纤维主要是从植物性食品（谷物及各种瓜果蔬菜）中获得。全麦粉的纤维含量可达 25% 以上，每人每天只吃200克就可以获得充足的膳食纤维。精白面粉的纤维含量低于 5%。大米的纤维含量更低，以米饭为主食的人群纤维缺乏现象更为严重。所以，要想摄入足够的膳食纤维，只能依靠多食些杂粮。

作用：①能与胆固醇、三酰甘油结合，再随粪便排出体外，降低胆固醇、三酰甘油，预防心脑血管疾病。②刺激肠蠕动并保持水分，增大粪便体积，软化粪便，促进排便，防治便秘。③减缓葡萄糖的吸收速度，防治糖尿病。④促进毒素排泄，预防肠癌，并有养颜功效。

❦ 食物如何被消化吸收

首先，牙齿会通过切、撕、磨，把大块食物变成小颗粒组成的食团。当食团到了胃肠以后，胃肠道的蠕动又对食团进一步地挤揉，直到变成稀烂的食糜，当然，这食糜中是掺和了各种消化液的。以上的过程一般称之为物理性消化。

那么，如何把这些较小的食物颗粒变成人们能够吸收的营养成分呢？这就要靠消化液里的各种酶了。酶就像一把"大剪刀"，把食物中的蛋白质分子一一切断，使其最后变成人们可以吸收的小分子的氨基酸；把淀粉（米饭面包中的主要成分）切成麦芽糖，再切成人体可以吸收的葡萄糖；脂肪则被酶切成甘油和脂肪酸。这些酶都有自己的名称，而且分类很严格，切蛋白质的酶不能切淀粉，切淀粉的酶不能去切脂肪，甚至把淀粉切成麦芽糖的酶和把麦芽糖切成葡萄糖的酶也不一样。这些酶都来自什么地方呢？它们来自口腔中的唾液、胃里的胃液、肠里腺体的分泌液及胰腺分泌的胰液。以上的过程，一般称为化学性消化。

当食物从口腔进入消化道后，在不断地往下输送的过程中，一方面不断被切碎、挤压，一方面也与各种消化液充分混和，一旦被变成人体可吸收的成分，就会被胃和小肠不断地吸收进入血液运往全身各处；而那些无法被消化的成分，最后就进入大肠，被吸干水分形成粪便后排出体外。

❦ 什么是阑尾

阑尾似乎是我们没有它也可以过活的身体的一部分，而且即使它很健全，也对我们起不到什么重要作用。阑尾是一个中空的肠管，8 ~ 16 厘米长，终端是密闭的。换句话说，它是一个往哪里都不通的"盲"管。它位于大肠的肠头，腹部的右下部。

因此，它是个类似大肠分枝的东西。阑尾内壁与肠内壁的分层是一样的。内层排放出一种黏液。在内层底下是淋巴组织层。就是在这个淋巴组织中往往出毛病。

当人身内出现感染时，这个淋巴组织可能会逐渐膨胀起来。肠子里面的东西能进入阑尾但不能流畅地排压出来。如果这个淋巴组织膨胀起来，阑尾管道里面的东西就可能留下并且变硬。阑尾的静脉很可能被变硬的物质和膨胀的淋巴组织所挤压而变窄。这就会截断血流而可能引起感染。

由于阑尾炎极为常见，因此许多人经常提防着它的症状。典型的症状是疼痛、一触即痛以及腹部右侧痉挛。有时最初是在心窝处感到疼痛，然后集中在右侧。

当一个人得了急性阑尾炎时，只有一种治疗办法——立即动手术割掉阑尾。这是一种简单的方法，而且能十分安全地做到。

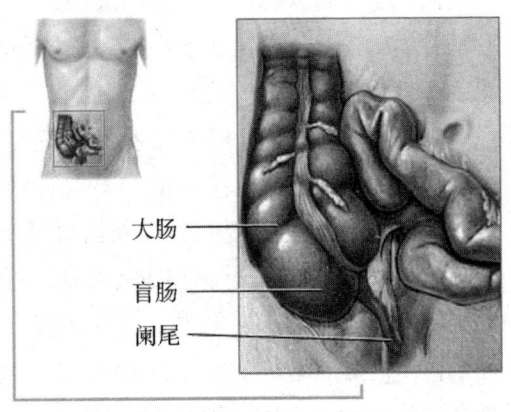

大肠

盲肠

阑尾

阑尾

🎔 为什么"B超"能诊断疾病

B型超声诊断（简称"B超"）就是在现代电子学发展的基础上，将雷达原理与声学相结合的一种新的诊断方法。"B超"检查具有准确性高、无损害、无痛苦、无放射性、无需有害的造影剂和比较经济等优点，不仅能检测人体内脏，如肝、肾、脾、胰和子宫等病变，还能用于了解母亲子宫内胎儿的生长发育等情况。

"B超"为什么能发现人体内组织器官的病变呢？这还得从"B超"的超声成像原理讲起。超声是声波的一种，它每秒钟的振动次数（频率）很高，超越人耳听力范围的高频声（频率超过 20000 次/秒）。超声具有与一般声音共同的物理性质，以纵波的方式和一定的速度在空气、水和固体介质中传导，当遇到障碍物时能够反射产生回声以及可以被介质吸收和减弱。同时，超声还具有一些其他重要的物理特点，如与光线相似的方向性，能够成束发射、直线传导等。

"B 超"检查就是利用超声的这些特点，由医生和一台 B 型超声诊断仪来完成。"B 超"诊断仪既有发射超声的功能，又具有接收反射信号的功能。当"B 超"诊断仪工作时，产生一种相应高频的机械振动，即超声，再由探头定时发射短促的超声信号。医生手握探头在病人所需要检查的部位进行来回探测。由于人体正常组织的密度、声阻抗及吸收系数不尽相同，尤其当抗体组织发生炎症、积液、肿瘤、钙化和气体等时，从器官组织内部反射而来的回声也各不相同。这时，探头能将反射回来的超声信号转换成电信号，再经仪器一系列复杂而精细的处理，转换成该组织器官的断面图像即声像图，在"B 超"仪的屏幕上展现出来。医生就根据这些不同的断面声像图进行综合分析，来确定疾病的性质和部位。

❀ CT 能检查什么病

自从物理学家伦琴发现 X 射线以后，X 射线在医学上发挥出巨大的作用，特别是 CT 的出现，更使医学诊断"如虎添翼"。

CT 的全称叫电子计算机 X 线断层扫描技术，问世于 1972 年。CT 的应用使 X 线诊断来了个飞跃，过去不能用一般 X 线检查的部位与内脏器官，现在都可以用 CT 进行检查，所以人们称 CT 的发明，是 X 射线发现以来，在放射医学领域中的一次最大的进展。

CT 最早应用于脑部疾病的诊断，特别对颅内的肿瘤有很高的诊断率，95% 以上的脑瘤可由 CT 检出，它对脑脓肿、脑囊肿也有很高的诊断价值。CT 对鉴别出血性中风和缺血性中风更是拿手，因为脑出血在 CT 图像上出现高密度改变，脑缺血则表现出低密度改变，两者完全不同。

随着 CT 机器的改进和不断完善，CT 又被扩大应用于胸、腹、盆腔、脊柱和四肢疾病的诊断。肝脏是一个巨大的实质性器官，一般的 X 线摄片难以显示其病变，而 CT 则能清晰地显示肝脏的肿瘤、囊肿、脓肿等病变。

CT 在诊断胰腺疾病方面有很大的实用价值。因为胰腺深藏在后腹腔，一般的 X 射线和超声波检查常难以清晰地显示，而 CT 却能较早诊断出胰腺癌、急性胰腺炎以及胰腺的其他疾病。

此外，CT 对盆腔的检查，也可提供卵巢肿瘤、子宫肿瘤、膀胱和前列腺疾病的诊断资料。CT 对脊柱、脊髓和四肢的检查，能将骨形态、脊椎旁的肌群和周围软组织清楚显示，从而获得有价值的诊断资料。

照 "X 光" 会损害身体吗

"X 光" 在医学上称为 X 射线，是广泛应用于诊断和治疗的一种手段。健康检查时要用 X 射线透视胸部。消化系统、心血管系统、骨骼系统有了病，也常用 X 射线进行检查。有些在用 X 射线检查时会产生顾虑：它会不会损害身体健康？

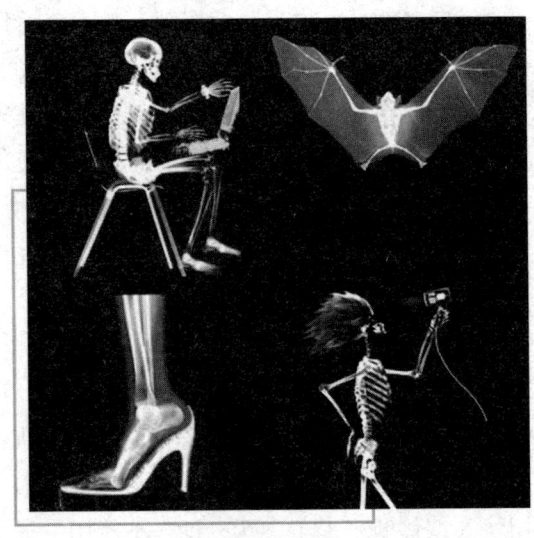

神奇的 X 光

因为 X 射线对生物细胞有一定的杀伤破坏作用，所以人体受到 X 射线照射后，会产生一定的生理反应。过量照射后，还会造成组织破坏，影响生理机能，甚至会引起生命危险。但适量的照射并不会影响人体的健康。因为做疾病检查时，X 射线透视和摄影所用的剂量是很小的，仅限在安全剂量之内。医生如需重复摄影或透视，也会考虑延长检查间隔时间。尤其是偶然做一次胸部透视，做一次胃肠道检查，拍一张骨骼 X 射线片或做一次血管造影，更不会引起什么不良反应。同时，为了加强防护，不论在检查或治疗时，在不必要照射的部位，特别是敏感组织部位，都用铅板或含铅橡皮加以遮盖，并且尽可能缩短曝光时间。所以，在医生用 X 射线进行检查时，你可以不必有什么顾虑。

放射线对人体有什么利弊

放射线是指一些原子核在衰变时发射出的粒子流，这些粒子流可以是带电粒子，如电子、质子、α 粒子；也可以是不带电的粒子，如光子、γ 粒子和 X 射线。放射线可以由一些天然核素自发产生，也可以通过人工核装置产生。一般情况下，人们在日常生活中所接触到的放射线有 3 个来源：来自地球的放射线；来自地球以外的宇宙射线；来自医疗仪器的放射线。因此，人类时时刻刻都生活在一个有放射性的环境之中。那么应该怎样认识放射线对人体的影响呢？

由于放射线具有电离、激发、散射和吸收的特性，因此对于生物组织能产生生物效应，使细胞或组织结构中的原子和分子发生电离和激发，使分子腱断裂，导致组织或细胞的结构及功能发生严重破坏。由于放射线对生物细胞的破坏程度与细胞自身的增殖能力成正比，因此，放射线损伤最易发生于骨髓细胞和生殖细胞，产生血液病和不育症。有资料表明，大剂量的放射线照射可以诱发癌症，还可以通过遗传影响子孙后代。

那么放射线是否万害而无一利呢？事实并非如此。科学家的研究已表明，小剂量的放射线照射可能对人体有利，低水平的放射线照射可以提高动物的繁殖力、增加对疾病的免疫力、延长动物的寿命，经放射线照射后的种子不仅发芽快，而且抗病能力强；此外，由于放射线对增殖能力强的细胞杀灭作用大，因此医学上还通过放射线的照射来杀灭肿瘤细胞。目前放射治疗已成为癌症治疗的三大手段之一，并且已取得了相当好的疗效。

只要我们能正确认识并合理使用放射线，那么，放射线对人体的危害是可以避免的，并且我们还可以利用放射线来造福人类。

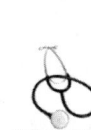 生理发育

婴儿出生时为什么要啼哭

　　人们常常以呱呱坠地来形容孩子的诞生，正是哭声宣告一个小生命来到世间。胎儿是通过胎盘由母亲供给氧气，一旦出生，这条通路被切断，孩子就靠自己的肺呼吸了。有刚生下来不哭的，多是身体较弱，发育不好的胎儿，必须在背部敲打让婴儿尽快哭出来，否则孩子会由于缺氧导致脑瘫或者窒息死亡。

　　第一声哭是肺已张开的表示，如果生下来没有这第一声哭那就麻烦了。生后不哭会引起多种疾病及后遗症。哭与呼吸运动一开始就密切地联系着，有力的哭声就是深呼吸。医生可以通过哭声大小来衡量新生儿的成熟程度，足月产的婴儿哭声洪亮，相反早产儿的哭声很小很弱。我们还能从新生儿的哭声中发现疾病，有先天性心脏病

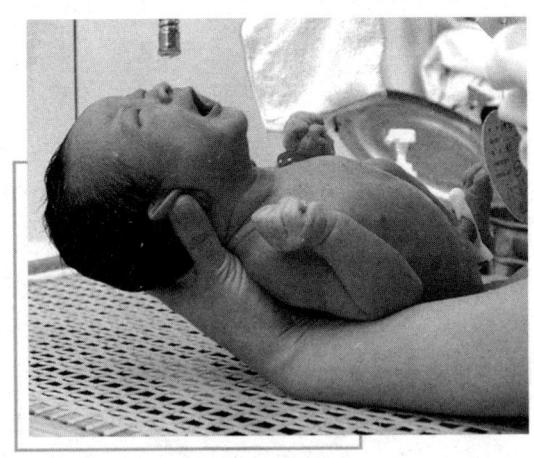

刚出生的宝宝

的新生儿哭声小、弱，有时声音发哑；孩子有呼吸系统疾病如肺炎、气管炎时，因为呼吸急促、浅弱，所以哭声是又小又弱。

婴儿是在哭声中一天天成长的，哭的原因很多，当妈妈的应当学会理解孩子这种最原始的"语言"。

❈ 青春期有哪些生理变化

青春期是由儿童到成人的过渡时期。在这个过渡时期内，人体的外部形态、身体功能、心理、智力、思想、感情、意志、行为等方面都比儿童时期有明显的发展。青春期主要有三大生理变化：

（1）性功能发育成熟。从生理的角度讲，少年期也即青春发育期。孩子进入少年期后，性腺功能开始成熟和发生作用，第一、第二性征开始出现。第一性征主要指生殖器官的发育特征（即性腺的发育），女性主要是卵巢，男性主要是睾丸。第二性征又叫副性征，主要指男女两性在发育时期从体态等方面表现出来的一些变化，如男少年的声音变粗，甲状软骨开始增大，并且出现胡须；女少年的声调变高，乳腺形成，乳房突起，开始有月经，皮下脂肪增多等。性功能的发育成熟，对少年期学生的心理发展有着重大影响。一是刺激了学生成熟意识的觉醒；二是给学生带来了很多异性交往和性心理卫生方面的问题。

（2）身体外形急剧变化。少年期是学生的身体生长发育的第二个高峰时期。一个人的整个生长发育过程一般有 2 个高峰时期：①第一个高峰时期是从出生到 1 岁左右，这个阶段儿童的身高体重增长得最快，身高一般从出生时的 50 厘米左右长到 70～75 厘米；体重从 3～4 千克增加到 7～8 千克。②第二个高峰时期就在少年期。一般身高平均每年增加 7～10 厘米，体重平均每年增加 3～5 千克。

（3）体内功能迅速健全。学生进入少年期后，性腺功能的逐渐完善和性激素的作用，对人体各器官、各系统的生长发育有着明显的作用。体内功能迅速健全，特别是大脑和神经系统的基本成熟，为少年期学生心理的逐渐成熟提供了物质前提和可能性。

❈ 青春期延迟是怎么回事

从性和身体发育的观点看，青少年如果比同龄孩子发育要慢得多的话，

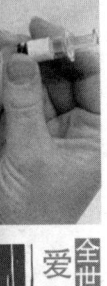

则可以认为是"青春期延迟"。标准是：男孩如果在 14 岁时睾丸还不发育，或在 16 岁时才出现骨骼生长突增；女孩到了 14 岁时乳房还未发育，或到 15 岁才出现骨骼生长突增，则可考虑青春期延迟。如果女孩身体和性发育正常，但无月经来潮，则不应作为青春期延迟的诊断。女子年过 18 岁而仍无月经来潮，称为"原发性闭经"。这是不正常的，应请医生检查。

引起青春期延迟的原因：

（1）先天因素：一是遗传因素，发育延迟有家族倾向，其父母和亲属中也有生长及性发育延迟的情况。一般身高发育和青春期开始比同龄人晚 3～4 年。二是内分泌功能异常，如垂体促性腺激素异常导致身材矮小、智力低下的呆小症；先天性促性腺激素缺乏而导致的性器官发育不良，先天性卵巢发育不良性激素缺乏，不能引起乳房发育和月经来潮，同时常伴有其他先天畸形。

（2）后天因素：常与某些疾病有关，如先天性心脏病、慢性腹泻、重症肺结核、营养不良、营养代谢障碍等。尤其是锌元素的缺乏，又称为"锌营养不良性青春期发育延迟"。这些人除了性发育不全外，常伴有矮小、食欲不振的现象。某些脑外伤和脑炎后遗症、垂体肿瘤等，都可导致青春期延迟。

（3）心理影响：青春期延迟对青少年男女的心理影响各有不同，男子由于肌肉不发达和身材矮小，缺乏男子汉的气质，常造成社会心理问题，而女性这心理影响则不明显。因为青春期延迟只是发育时间的推后，随着年龄的增加，这种延迟可能不复存在，而由于营养不良造成的青春发育延迟常伴随着发育不良，对生育有无影响要根据发育不良的程度而定。

什么是性早熟

（1）正常性发育：关于性的发育成熟年龄，我国古代的医学经典《黄帝内经》中早有记载："丈夫二八肾气盛，精溢泻，阴阳和，故能有子。"又说"女子二七而天癸至，任脉通，太冲脉盛，月事以时下"。明确指出男子在 16 岁开始排精，并具有生殖能力；女子在 14 岁左右月经初潮。由于人类物质生活与精神生活水平的提高，现代人的性成熟比古代人提前了 2 年左右，即男性的性成熟期约在 14 岁，女子月经初潮则在 12 岁。

（2）性早熟：一般来说，女孩子 8 岁前、男孩子 9 岁前呈现性发育征象即为"性早熟"。据专家介绍，正常性发育有一定的规律：女孩乳房开始发育标志着青春期的开始，然后出现阴毛和外生殖器发育，最后初潮和腋毛出现，整个过程需 1.5～6 年，平均 4 年；男孩从青春期开始睾丸增大，随即阴囊皮肤变薄、变红，继而阴茎增长增粗，然后出现阴毛、腋毛、声音低沉和胡须等成年男性体态特征，整个过程需时 5 年或更久。在第二性征出现时，孩子身高和体重增长加速，女孩在初潮前达到高峰，而男孩则在外生殖器发育以后，较女孩迟约 2 年。

（3）真假性早熟的区分：①真性性早熟。这是内、外生殖器都提前成熟，也叫完全性性早熟，这样的孩子性发育过程遵循上述正常规律，具有生育能力。②假性性早熟。患儿没有生育能力，只表现为副性征的出现，如单纯的乳房提早发育、外阴生殖器发育、阴道流血等。性早熟无论真假，都可同时伴有身高和体重增长加速、骨骼成长过快和骨骺提前融合，以致孩子在发病初期表现出生长过速、骨龄超前，但最终成人期身高反较矮小，常不足 150 厘米。

❀为什么会出现性早熟

真性性早熟的常见原因有特发性性早熟、颅内肿瘤、原发性甲状腺功能低下等。假性性早熟是由于性腺肿瘤、肾上腺增生或肿瘤产生大量性激素，或摄入含有性激素的药物与食物所致。在临床上，真性性早熟只占少数，而大多数患儿均属假性性早熟，大部分可表现为单纯的某一种或几种性发育征象。

调查显示，儿童性早熟的发病率上升与诸多因素有关：

（1）生活水平提高。随着生活水平的提高，孩子的生长发育加速，儿童及青少年普遍比上一代人身材高大，性发育及性成熟有提前趋势。

（2）摄入含有性激素的食物或者误服避孕药。近年来各种保健品及滋补品争先上市，不少家长为孩子增营养、促长高，将其作为"健康投资"，往往给年幼的孩子长期服用。现已证实，人参、蜂王浆、花粉、鸡胚、蚕蛹、增高素等均存在较多性激素，甚至有促性腺激素样物质，结果促成性早熟。这是个沉痛的教训啊！

（3）环境污染。这是个重要的原因。近年来，国内外已有大量的学者报道，由于洗涤剂、农药及塑料业制造厂向环境排放有害物质及其分解物质，自然界产生了一系列的环境类激素污染物。

从食物中进入的激素和类激素物质破坏了生理平衡，这可以成为儿童假性性早熟的直接原因。而环境类激素污染物则成为其发病的重要促进因素，这可能是当前儿童性早熟发病明显上升的主要因素。

性早熟有什么危害

（1）影响孩子的身高发育。专家认为，性早熟会影响孩子的身高发育。性早熟的孩子身高偏矮。由于性早熟的孩子体格提前发育，骨骺愈合也提前，虽然开始阶段身材较同龄的孩子高，但最终性早熟儿童的身高低于常人，典型的真性性早熟的患儿往往达不到150厘米。很多性早熟的儿童其实是提前进入青春期，在一段时间内身高可以增长得很快，但是增长时期相对较短，也就是青春期缩短了。性早熟会影响到孩子的身高和心理；使人不再单纯，有各种各样的欲望，可能使人堕落。其危害严重，需要及时治疗。

（2）影响孩子心身健康。性早熟对于儿童的心理发育也会造成影响。性早熟的儿童在生理上已经成熟，但由于年龄太小，受教育不多，他们的心理无法跟上生理成熟的步伐。于是就会出现问题，如发生早恋、早孕或受到性侵犯等。在这方面，对女孩子的影响更为深刻。

（3）影响孩子的性格类型。性早熟还会对儿童的性格造成影响。10岁以前是儿童性格的形成时期，如果发生性早熟，将给他（她）们带来巨大困惑。性早熟儿童会产生不自在的感觉，还可能遭受同伴的讥笑，产生自卑心理，时间久了，性格将变得孤僻，不愿与人交流和交往。专家认为，自卑和孤僻的性格，加上心理年龄与生理年龄的差异，往往是导致青少年早期出现性犯罪的诱因。

❀ 如何树立性健康观念

随着社会的进步，人们对性的神秘感正在逐渐打破。青少年正处于长知识、长身体的重要阶段，其中性器官的发育、性意识的萌动尤为突出，并引起了广大青少年朋友的好奇和重视。因此，青少年朋友们树立正确的性健康观念尤为重要。

那么什么是性健康呢？所谓的"性健康"是指生殖器官的解剖结构正常并无疾病，性生理功能、性心理正常，并有健康的性观念和性行为。

（1）生殖器官的解剖结构正常。作为第一性征的男女内外生殖器官解剖形态在正常范围之内，无两性畸形、阴茎短小、包茎、尿道下裂、隐睾、阴道闭锁、子宫和阴道缺如、双子宫、双阴道或其他先天异常。青春期性器官发育良好，第二性征的喉结、乳房发育，以及阴毛、腋毛和其他体毛的分布正常。

（2）性生理功能正常。是指女性月经周期规律，排卵正常，生育能力完好。男性阴茎勃起和射精功能正常，精液内精子数量、形态、活动能力正常。

（3）性心理正常。性欲正常，性欲指向正常，没有任何形式的性心理异常，具有与社会环境相适应的性欲克制能力。

（4）生殖系统没有疾病。既没有生殖器官的功能障碍，也没有生殖系统的器质性疾病。

（5）健康的性观念和性行为。青少年正处于学习知识、了解社会的大好时机，应把主要精力集中在学习和有益的社会实践活动中，不应该沉湎于追求性的快感中。当然，由于性意识的萌动及性器官的发育成熟，有强烈的性冲动或性好奇是正常的现象。应该注意通过科学合理的方法宣泄自己的性冲动。例如，通过积极参加体育锻炼、参加有益的社会实践活动、欣赏健康向上的文娱艺术等来转移自己的注意力。

❀ 如何看待早恋

如果把心理未成熟的青少年比作"青苹果"，那么我们要做的是，用

生理发育

"爱情教育"的营养滋补它,让它在树干的枝叶间正常地发育而自然走向成熟。我们的爱情教育可以滋养孩子们尚未成熟的心智,给它提供一个可以健康成长的环境。爱情教育就是保护青苹果不至于落地,而让它在果树的躯干上继续汲取营养,等待成熟的一刻。因此,当我们面对早恋束手无策时,其实就应该想到是不是我们的教育方法出了问题。

爱情教育不是去教孩子们如何谈情说爱,而是教孩子们如何在做人的过程中,去拥有人世间这份美好的感情,去获得幸福的人生。如果希望孩子们有着健全的人格,高尚的情操,那我们就不能简单地去阻止所谓的"早恋"的发生,而应该热情地去面对孩子们这个时期出现的情感困惑,引导他们去思考爱情这样一个严肃的情感课题。

无论男孩还是女孩,在此时期,由于兴趣广泛,心理不成熟,认识还很幼稚,情窦初开,很不稳定。事实上,在青春期很少有自始至终两人能保持良好关系的,而这种关系还能促进学习的情况就更少了。所以,老师、家长要耐心地给他们降温,令其兴奋点转移,引导他们从"恋爱"转到友谊、正常交往方面来。让他们之间比理想、比学业,经常同老师、家长谈心、交流,减少男女生单独见面的机会,扩大交友面,不要总局限在小圈子里;多几个男生多几个女生在一起,既培养了集体意识,又避免了男女生的单独相处。

我们并不是盲目地、一概地反对男女生相处。在青春发育期,男女生由于性生理与心理的变化,他们之间会出现奇妙的吸引力,有着强烈的相处愿望。此时家长和老师要给予充分的理解,并加以引导。如前所述,把这种吸引力化作前进的动力,使他们在学习上互助,研讨中相处。同时,利用这一时期的生理、心理特点,为发挥积极作用而多做些工作,切不可粗暴干涉、训斥。

🍀 人的身高由什么决定

首先,人的身高与遗传有关。一般父母个子高,他们子女的个子也会高。但并不是所有高个子父母生的孩子都能长高个,这得看爸爸妈妈传给孩子的基因了。

其次，身高也与后天的营养和锻炼有关。处在生长发育阶段的青少年应注意摄入多种营养物质，满足身体的需要。锻炼能够促进身体健康，也能够减慢骨后软骨钙化，有利于长个子。青少年要多锻炼身体，注意劳逸结合。

再有一个极为重要的因素就是体内生长激素的水平。在脑底部的中央，有一个类似球形的腺体，这就是脑垂体。虽然它仅有豌豆大小，重量也只有 0.5 克，但它分泌的激素不但可以调节人的生长和发育，而且还像指挥官一样指挥着其他许多内分泌腺如甲状腺、肾上腺、性腺的活动。如果垂体发生疾病，人的正常生长发育就要被扰乱。在垂体分泌的多种激素中，与青少年密切相关的是生长激素，它主管着身高和发育。

有时会出现生长激素分泌过高或过低，出现巨人症或侏儒症。这有的与遗传有关，有的是因为脑部受伤，也有的病人是垂体或垂体附近长了肿瘤。但无论是什么原因，只要在幼年时期将体内生长激素控制在正常水平，那么成年后身高就会正常。

如果生长激素过少，就需要补充这种激素。现代医学的发展已经可以人工合成这种生长激素并用来治疗了。如果发现生长激素异常是由于肿瘤引起的，就更需要早期手术切除肿瘤。

❀ 矮身材父母会生出高个儿子女吗

常常可以看到，在一些父母个子较高的家庭中，子女也往往较高，尤其是父母身材较高的运动员家庭中常会培养出一些优秀的高个子运动员。但不可否认，在高个子父母的家庭中，有时会有矮个子的子女出现；而矮个子的家庭中，有时也会有高个子的子女出现。

造成这种情况涉及两个方面：①人的身高往往受到环境因素的明显影响。当人在生长发育时处于有利于长高的生活环境时（如气候适宜、营养丰富、运动锻炼等），人就容易长高；而处于不利的环境中生活时，其生长发育与长高就易受到影响。②人的身高又受遗传因素的影响，人类有好几个遗传基因决定人的身高。当父母传给子女的遗传基因中有利于长高的基因多一些时，孩子就往往会长得高一些；反之则会长得矮一些。总之，人的身高既受环境因素影响，又受遗传因素影响。由于每个人所处的环境条件不同，父母传给下一代的决定身高的基因也有所不同，因此下一代的身材高矮是千变万化的。但总的来说，高个子父母的子女身高者比较多。

为什么女人一般比男人矮些

一般说来，女人比男人矮的居多。当然也有个别男人特别矮，但这究竟是少数。

一个人的高矮决定于他骨骼的长短，尤其是下肢骨头的长短。不信你去看，一高一矮两个人坐在一条板凳上，上半身长短差不了多少，可是把腿伸直摆在一道，却差一大截。所以，平常我们叫身材高的人"长脚"，叫身材矮的人"矮脚"，不是没有道理的。正因为一个人的身体高矮主要表现在腿的长短上，所以女人矮，男人高，关键问题也在于下肢骨骼的发育。

小孩出世以后，由于下肢骨的发育增长，身高当然会不断增加。不过，身体的发育有它一定的规律，并不年年一样，是呈波浪式地增长。第一年，小儿身高显著增加，达 23～25 厘米之多。第二年仅增长 10 厘米。以后长得越来越慢，第三年 8 厘米，第四、五年各增长 4～6 厘米。如果出生时，小儿的身高是 50 厘米，那么，5 岁时大约增加 1 倍，为 100 厘米。到六七岁时，人又长得快些，每年 8～10 厘米。这以后一直到青春期前，生长速度开始减慢，每年只不过长 3～4 厘米。所谓青春期，就是通常所说的"发育期"。这时候，标志性别的特征出现，男孩、女孩迥然不同。女孩一般从 11～12 岁开始发育，男孩比较迟，大概落后两三年。在这段时间里，身高的增加又变快，每年可增长 5～7 厘米。待到十七八岁，青春期结束转入青年期后，身高的增加全靠脊柱的增长。脊柱的增长慢而持久，因此，身高增加也减速。男孩的生长发育虽然开始晚，但生长速度超过女孩，并且结束得迟。一般女性在 19～23 岁，男性要到 23～26 岁身高才停止增长，所以女人一般比男人矮的居多。

为什么会长青春痘

一般认为，到了青春期以后，体内雄激素的分泌量逐渐增多，雄激素刺激皮脂腺肥大，皮脂分泌增多，容易使毛囊的皮脂腺导管角化阻塞，皮脂淤积于毛囊内，产生局部隆起。由于这时的毛囊内相对缺氧，粉刺棒状杆菌在低氧条件下可以产生浴脂酶，分解皮脂中的甘油三酯，产生游离脂肪酸，侵蚀并破坏毛囊壁，刺激其皮，引起毛囊及周围的炎症反应。

此外，饮食中的脂肪过多，气候炎热使皮脂腺分泌增多，以及某些化学物质的刺激，都可促进痤疮的发生。

痤疮就其本身来说，不是什么要紧的疾病，一般不需要特殊治疗。随年龄的增长，体内雄激素的水平逐渐平稳，痤疮会逐渐减少并愈合。长了痤疮后一般不要使用油脂类的化妆品，饮食中也应减少脂肪的摄入量。要经常清洗，保持皮肤的干净，以免继发细菌的感染。对痤疮形成的结节，千万不能挤压，以免局部细菌扩散，导致全身性感染。

痤疮是生长发育时期经常出现的生理现象，它也是人进入青春期的一种象征。

✤ 为什么会出现少白头

年纪老了，头发自然由黑变灰，由灰变白。年纪越老，头发越白，这是理所当然的事，谁也不会觉得奇怪。但奇怪的是，有些年轻人也会长出不少白发，这是怎么回事呢？

少年白头不同于老年白头。老年白头是自然而然的机能衰退性生理变化，而少年白头可能出自遗传，他们的父母或者祖父祖母也可能是少年白头。如果家族中没有这种遗传因素，那也许是"头发有病"了。

引起白发的病因十分复杂，先天性多与白化病同时伴发，后天性除老年生理性白发外，可能与严重营养不良、情绪激动、心情不快、悲观忧郁等有关。老年白发一般在 40 岁以后才开始，青年白发约在 20 岁出现。

我们知道，头发所以有颜色，是因为头发里面含有一种黑色素。色素含得多，头发的颜色就深，色素含得少，颜色就淡。头发的色素是由毛发乳头形成的。如果色素形成过程发生障碍，或者已形成的色素运输到毛根的皮质里去的过程发生障碍，或者色素被一种在身体内到处游荡的游离细胞吞噬而离开了毛发乳头，那么，不管你的年龄是大是小，头发就会因而丧失色素而变白。

怎样使自己有力量

胸部肌肉和臂部肌肉的力量，决定了整个上肢的力量。胸部和臂部的肌肉主要有胸大肌、三角肌、肱肌、肱二头肌、肱三头肌、肱挠肌等。这些肌肉有使上臂和肘关节屈、伸展、收和内旋、外旋的作用。

使自己变得有力量的方法：

（1）仰卧悬垂臂屈伸

方法：低单杠后站立，两手与肩同宽握杠，两脚向前，两腿并拢，髋关节挺直成仰卧悬垂，使上体与上臂约成90°。然后两臂用力拉引，使胸部尽量贴近单杠，再徐徐伸臂还原成仰卧悬垂。如此反复练习。

（2）爬绳（或爬竿）

方法：采用2拍法。预备时，一臂伸直，另一臂弯屈悬握于绳上。第一拍，两腿弯屈，尽量向前上提，小腿夹住吊绳；第二拍，伸直双腿，一手引体向上，另一手同时向上换握。如此反复爬上爬下。

（3）俯卧撑

方法：两手与肩同宽撑地，两腿后伸，全身挺直。两臂弯屈，肘高于肩。同时两臂用力推起成直臂支撑。屈臂时呼气，伸臂时吸气。如此反复练习。

女同学如有困难，可以把手撑点提高一些，手撑在小椅子上或肋木上，练习俯卧撑。男同学若想加强上肢力量，可提高脚位或负重进行练习。

（4）卧推杠铃（15~20千克）：

方法：身体仰卧在卧推架上或垫上，两手握杠铃杆与肩同宽，将杠铃举至胸上然后徐徐放至胸前，再将杠铃推举至胸上，两臂伸直，如此反复练习。

怎样使腹肌有力

腹部的肌肉包括腹直肌，腹外斜肌和腹内斜肌，腹横肌和腰方肌。在运动中腹肌收缩可使人躯干部位做前屈动作、侧屈动作和身体的转体动作。下面介绍几种发展腹肌力量的练习方法。

（1）仰卧起坐：身体仰卧，两手交叉于头后。上体上起，用胸部靠近腿部，然后缓慢向后成仰卧，如此反复练习。

（2）元宝收腹（两头起）：身体仰卧，两臂侧平举。两腿和上体同时起，使身体成 V 形，两手抱腿。恢复成原姿势后，连续做。

（3）悬垂举腿：两手握在单杠或肋木上，两脚离地，身体保持平稳。两腿上举（直膝），用腿靠近上体，两腿慢放。恢复成姿势后，连续做。

（4）肩负杠铃站立，做体侧屈运动，两侧交替做。

（5）肩负杠铃两脚左右开立，身体向左右两侧扭转，连续做。

（6）蛙跳：站立，屈膝上体前倾，两臂后摆，两腿用力蹬地腾空，身体充分伸展，迅速收腹举腿，屈膝落地，连续做。

发展腹肌力量的方法很多。以上几种练习都可以在负重的情况练习，也可以徒手练习，应根据自已腹肌力量的大小来选择。腹部肌肉力量不是靠一两次练习马上就能见效的，练习时间越长，效果越好，腹肌的力量也就越大。

❀❀ 女孩青春期启动的信号是什么

女孩子十二三岁以后，某天会在内裤上发现鲜红的血迹，不免惊慌失措。其实，这就是月经来潮所造成的。这是女孩青春期启动的信号。

女性生殖系统包括卵巢、输卵管、子宫、阴道等。当女孩子小时候，子宫较小，其内膜也只是薄薄一层，随着年龄的长大，生殖系统也逐渐发育成熟，这层子宫内膜在卵巢所分泌的性激素作用下，会发生大致每月一次的规律性的变化，也就是子宫出血现象，这就是月经。

女孩大脑的丘脑下部以及脑垂体这些部位就会分泌一系列的内分泌激素，并通过这些激素遥控卵巢，命令卵巢里的卵泡赶快成熟，不久卵泡成熟了，突破卵巢，将其中的卵子排入输卵管，这种现象叫排卵。排卵后的残余卵泡在卵巢形成黄体。黄体在丘脑下部以及脑垂体这些神经系统控制下，还能产生许多激素，这些激素会使得子宫内膜细胞增生变厚，为以后的受精卵的发育做好充分准备。黄体的寿命不长，如果排出的卵子没有遇上精子受精的话，那么黄体则逐渐由成熟转向退化，它的退化使子宫内膜发生变化，原生增殖的细胞纷纷脱落，丰实的血管萎缩了，丰盛的腺液流失了，整个子宫内膜崩溃，剥脱下来，一古脑儿全变成经血由阴道排出，这就是月经来潮的缘故。每次月经持续 3 ~ 7 天，出血量以第二、第三天最多，总量为 10 ~ 100 毫升，平均为 50 毫升。从月经来潮的第一天至下一次月经来潮的第一天约 28 ~ 35 天，但周期长短也有个体差异。

月经是女性特有的一种生理现象。在月经期间，身体内出现一系列的变化，使抗病能力比平时减弱，又因月经期子宫颈口微开，子宫内膜脱落形成一层伤口，原有阴道酸性分泌物被血冲淡，很容易被病菌乘机侵入。因此经期应特别注意卫生，要做到：保持外阴部的清洁卫生；不能游泳；不能淋雨和使身体着凉；不吃冷饮，少吃有刺激性的食物；不做重体力劳动和激烈的体育运动；要注意多休息等等。

女子性征包括哪些内容

（1）女子的第一性征：是指女性的生殖器官，包括阴阜、大阴唇、小阴唇、阴蒂、阴道、子宫、输精管、卵巢等。女性性成熟特点就是以每月规律性的排卵为标志，也就是月经已规律来潮。这种规律性的排卵，即达到性成熟，具有生育能力。

（2）女子的第二性征：是指女性青春发育期在雌激素作用下显示出来的特征，主要包括：

①乳房发育。女孩当青春发育迅速到来的时候，卵巢分泌大量的雌激素，雌激素通过全身的血液循环被输送到乳房，直接影响着乳房的发育。乳房是女性哺乳器官，也是女性最鲜明的标志之一。当少女们一旦度过了乳房开始发育时带来的羞涩感后，就会惊喜地发现，拥有一对发育成熟的乳房，是女孩多么骄傲自豪的事情。

②阴毛与腋毛。女性的阴毛发育一般迟于乳房的发育。而腋毛发育晚于阴毛发育，多数女性腋毛稀少。

③臀部突出，骨盆宽大。第二性征的特征之一是臀部突出，骨盆变得宽大。

④体态苗条，皮肤细腻。皮肤变得细腻光滑柔软，体态丰满苗条，显示了女性的阴柔之美和婀娜多姿。

女性发育年龄段的突出表现：8 ~ 10 岁，身高突增开始。11 ~ 12 岁，乳房开始发育，出现阴毛，身高突增达到高峰。13 ~ 14 岁，月经初潮，出现腋毛，声音变细。15 ~ 16 岁，脂肪积累增多，臀部变圆，月经规律。17 ~

18 岁，骨骺开始闭合。19 岁以后，体态苗条，皮肤细腻。

（3）女性第三性征：在第二性征发育的同时，青少年在心理或生理上都有了改变。一般来说，性情显得较为忧虑、暴躁，对看不惯的事较易发脾气，但对异性却充满了兴趣，对"性"产生了好奇。这种心理、性格、情感、爱好、行为等方面的变化受文化媒体及社会因素影响较大，称为"第三性征"。这方面并无明确的生理基础，而是由社会性别角色的获得而形成的。

女孩为何要补血养血

由于女性生理有"周期"耗血的特点，与血结下了不解之缘。中医学早就指出："妇女以养血为本。"女性若不善于养血，就容易出现面色萎黄、唇甲苍白、肢涩、发枯、头晕、眼花、乏力、气急等血虚症，即贫血。严重贫血者，还极易过早发生皱纹、白发、脱牙、步履蹒跚等早衰症状。女性养血十分重要，那么，女子应怎样进行养血补血呢？

（1）经常保持乐观。心情愉快、性格开朗，不仅可以增进机体的免疫力，而且有利于身心健康。同时，还能促进体内骨骼里的骨髓造血功能旺盛起来，使得皮肤红润，面有光泽。

（2）加强饮食调理。日常应多吃些富含"造血原料"的优质蛋白质、必需的微量元素（铁、铜等）、叶酸和维生素 B_{12} 等营养食物，如动物肝脏、肾脏、血、鱼、虾、蛋类、豆制品、黑木耳、黑芝麻、大枣及新鲜的蔬菜、水果等。

（3）学会科学生活。养成现代科学健康的生活方式，如戒烟少酒、不偏食、不贪食、不挑食、不吃零食、不熬夜等。保证有充足的睡眠及充沛的体力，要做到起居有常，娱乐有度，劳逸结合。

（4）根治出血病症。患有月经过多、月经失调及肠寄生虫病、萎缩性胃炎、溃疡、痔疮、疟疾或反复鼻出血等出血性疾病时（包括贫血），均要及早就医，尽快根治。

（5）经常参加体育锻炼。特别是生育过的女性，要积极参加一些力所能及的体育锻炼和户外活动，每天至少半小时，如健美操、跑步、散步、打球、游泳、跳舞等，吸收新鲜空气，增强体力和造血功能。

女性青春期以后将逐步进入性成熟期。性成熟期是卵巢生殖功能及内

生理发育

分泌功能明显的时期。一般自18岁左右开始逐渐成熟，持续30年左右。在性成熟期间，卵巢有周期性的排卵和分泌性激素，生殖器各部和乳房甚至整个身体都有不同程度的周期性改变。

为什么女性乳房会发育

为什么青春期女孩乳房发育大，男孩却平坦坦的呢？这与男女两性分泌的激素水平关系密切。女性卵巢分泌雌激素和孕激素。雌激素可以刺激并促进乳腺的腺管增生，促进乳头发育、乳晕着色等一系列作用。孕激素能促进乳腺腺泡生长、发育与增生，加上催乳素对乳腺的作用，三者共同长期协调作用的结果，使女孩乳房充分发育，长得十分丰满。这是女性的第二性征之一，也是将来产后哺乳的必备条件。

男子也有乳腺，左右各一，但是基本不发育，仅见乳头，且比女性乳头要小得多，乳腺体积更小。这是因为男子睾丸分泌的性激素是睾酮为主的雄激素，雄激素没有促乳腺管腺泡发育的功能。雄激素的主要作用是促进男性第二性征的发育，如胡须；同时雄激素促进蛋白质合成，促进肌肉发育，所以男子胸大肌等肌群十分发达，更使乳腺显得小了。虽然男子的肾上腺及其外周组织有转化雄激素的作用，体内也有小量雌激素与微量的孕激素及低水平的催乳素，但其都不能促使男子乳腺的发育。因此，正常男子的乳腺是很小的，也就是不发育状态。如果男性有乳房增大时，就需要及时请专科医生诊治。对于青少年男子乳房发育异常，尤其要引起重视。

女孩如何呵护乳房

（1）心情要好。乳腺增生最怕的就是你心情好。因为心情好了，卵巢的正常排卵就不会被坏情绪阻挠，孕激素分泌就不会减少，乳腺就不会因受到雌激素的单方面刺激而出现增生，已增生的乳腺也会在孕激素的作用下逐渐复原。

（2）调理月经。临床发现，月经周期紊乱者更易发生乳腺增生，通过调理月经，也能预防和治疗乳腺增生。

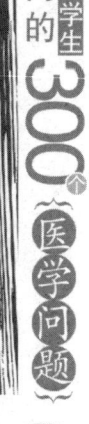

（3）低脂高纤维饮食。遵循"低脂高纤"饮食原则，多吃全麦食品、豆类和蔬菜，增加人体代谢途径，减少乳腺受到的不良刺激。还要控制动物性蛋白的摄入，以免雌激素过多，造成乳腺增生。

（4）补充维生素、无机盐。人体如果缺乏 B 族维生素、维生素 C 或钙、镁等无机盐，前列腺素 E 的合成就会受到影响，乳腺就会在其他激素的过度刺激下出现或加重增生。

如何正确佩戴胸罩

丰满的乳房是女性美的标志，而健美的乳房需要特殊的保护，及时佩戴胸罩是既理想又简便的乳房保健措施。

戴胸罩可体现出女性特有的美，对女性健康有好处。胸罩可使乳房得到支持和扶托，使乳房的血液循环通畅，有助于乳房的发育；可以保护乳头、防止擦伤，防止乳房松弛下垂，还可减少行走、运动和劳动时乳房的摆动和不适感；能促进乳房内脂肪的积聚，使乳房更丰满，能保持乳房清洁。

青春发育期，应让乳房充分发育，不应束缚乳房的发育，应穿舒适、宽大的衣服，不要穿紧身内衣，更不要束胸。一般女孩子长到 16～18 岁，胸廓和乳房的发育已接近成熟，应开始佩戴胸罩。如果年龄小于 16 岁而乳房上下部距离小于 16 厘米，则不宜戴胸罩。因为过早戴胸罩不利于乳房的发育，而且还可能影响以后乳汁的分泌。

佩戴胸罩的注意事项：①选择合适的型号。胸罩太大起不到支托乳房的作用，太小会妨碍乳房的发育，合适的胸罩尺寸是测量自己的底胸围，即用软皮尺沿两侧乳房下缘一周测量，这个尺寸就是胸罩的尺寸。②选用柔软、透气、吸湿性强的棉制品胸罩为好。胸罩最好有一段松紧带，以适应呼吸和运动。③胸罩在夏天应每天换洗，冬天每周至少换 2 次，以保持乳房的清洁。

为什么"女大十八变"

（1）身体猛长。这是"十八变"中的一个明显特征。女孩骤长始于双

生理发育

足，4 个月后是小腿，然后是大腿。当双腿生长达到最高生长速度后约 6 个月，躯干的生长才达到它的最高生长速度。骤长的开始时间早于乳房发育，并且大多数在乳腺组织扩大到乳晕周围时，达到高峰速度。此时身高平均每年增长 8 厘米，甚者达 10 ~ 13 厘米；同时，体重也相应增加 5 ~ 6 千克，多者达 10 千克。此后，生长速度开始下降，月经初潮后继续长高的潜能有限，一般每年只有 3 ~ 5 厘米。从骤长开始到生长停止，女孩平均身高增长约 25 厘米。因此，仅仅是几年的光景，原本纤弱稚气的孩子已成为一个窈窕水灵的大姑娘了。

（2）性器官发育。是人体诸器官中发育最晚者。一旦性器官发育成熟，就标志着体内各器官系统均已经成熟。如果说性征的发育、身体的增长和以性器官为标志的各器官功能的完善和成熟，是青春乐章中最美妙的音符和旋律，那么这一动人乐章的谱写者就是妙不可言的内分泌系统。女孩子一进入青春发育期后，内分泌系统的突出变化是把性的发育表现出来。

先是垂体分泌的促性腺激素（黄体生成激素和卵泡刺激素）揭开了性发育的序幕。它促使卵巢发育长大，卵泡成熟，产生女性激素，一月一次地排卵，导演出一个又一个月经周期。垂体分泌的生长素、肾上腺与卵巢分泌的性激素、甲状腺分泌的甲状腺激素等，都对骨骼的发育成熟和身高的增长，具有独特而又相互配合的作用。这些内分泌激素综合协调的结果，赋予了少女一副匀称的身材。

（3）十八变的结局。"女大十八变，越变越好看"。这种结局除了主要取决于神经内分泌的生理活动外，还与遗传因素、气候环境、文化教育、经济状况、青春期保健、健美锻炼等有关。

明白了女孩子青春期发育的"内情"，就有可能更有效、更有针对性地做好女孩青春发育期的保健，使女孩越变越俏丽。女子青春期往往为"是非期"或"蒙眬期"。对此，少女应特别注意生理和心理保健，保护好性器官。

偷吃禁果有什么危害

（1）少女的性行为影响学习和工作。青春少女正是学习文化技能的黄金期。如果这时去恋爱，去追求性刺激，必然会影响学习，使事业一事无成。

（2）青春期有性生活，可能影响婚后正常性生活。一对少男少女婚前性行为，彼此都有一定的非法感，也极容易造成女方阴道损伤和泌尿系统感染等，给女方身体带来损害。倘若因性生活造成怀孕，这更使双方陷入窘迫困境之中，特别是女方将要承担更多的不幸。为了人工流产暗中服药自行堕胎，弄不好会造成感染，甚至会导致终身不育的严重后果。

（3）过早有性生活损害身体健康。因少女身体发育还不完全成熟，性生活更可能造成子宫内膜炎、急性输卵管炎、盆腔炎等一系列的妇科病。如果怀孕，还容易发生宫外孕，一旦发现不及时或处理不当会导致大出血，甚至还有生命危险。

根据美国有关专家的研究，性行为活跃的 12～16 岁少女，可能涉足诸多的危险行为。有无婚前性行为两者的比例是：企图自杀的少女前者为后者的 6 倍；离家出走是后者的 13 倍；被警察逮捕为后者的 9 倍；停学是后者的 5 倍；吸食毒品是后者的 10 倍。危害实在大极了。

总之，少女的性行为，是件非常有害的事。奉劝少女们，一定要自尊自爱，抵制他人的引诱；理智从事，关好情欲的闸门。培养健康的性意识和性道德，禁止男性进入雷区，保持少女的情操。

✿ 少女怎样拒绝性行为

困惑一：如果我拒绝发生性关系，会不会使对方认为我"性格怪异"或不正常。

解惑：实际上，要反过来说才对。轻易投入性行为的人，才是奇怪和不正常的。而你会发现，当你学会拒绝发生性关系时，会使你变成一个思想细腻、成熟稳健的人。当你能够用言语和思想表达你的感情时，而不是仅以身体的接触为表达方式时，更能说明你们两个人之间的情感加深了。

困惑二：如果我爱上一个人，并愿意以性行为表达我的爱，有什么不自然的，即使我知道这可能不是一个长远的关系，我也可能会这么做。

解惑：这是一个很"时髦"的观点。正像有些流行歌曲中所唱的，"爱不在天长地久，只在乎曾经拥有"，其实这种宣传很害人。因为"爱"是一个内涵极宽的字眼，如果滥用得太多，就失去了它本身的意义。如果你不止对一个人说"我爱你"。等你真正要表达那种独一无二的爱时，就很难找到适当的字眼去表达那种情感了。一个青年如果滥用你的性爱，只会使这种所谓的"爱"变得低廉和下贱。事实上有些青年男女因为发生了性关系，反而很容易疏远和分手，因为他们忽视了界限和距离产生的美感。再说，你轻易地失去贞操，也就失去了自尊、自重和自爱，又怎能指望对方给你较高的评价呢？

困惑三：有时很难把握自己，是不是别人不像我这样轻率，而很能控制自己的想法。

解惑：是的，有些人能够做得比较好，那是一种意志的力量。如果你决心避免发生"婚前性行为"，就不要跨过那个界限，在时间、地点、穿戴、约会方式上，都可以选择保护自己的环境。尤其在中学生时期，最好不要男女单独约会。多参加小组和集体活动，同样可以得到了解异性的机会。

困惑四：有时特别想与异性朋友说说自己的心里话，不希望第三者听到，这时候最容易坠入情网，也很难使自己保持理智。

解惑：并不是绝对不可以两个人交谈，只是自己要学会自持和冷静。如在家里交谈，就选择有人在家的时间，将房间的门虚掩；如在外边谈，就选择白天，到相对安静但又开放的环境。

女孩痛经怎么办

女孩痛经可分为原发性和继发性，以前者为多。

（1）原发性痛经。是指经过仔细检查仍找不到病因的痛经，少女的痛经绝大多数属于这一类。其原因主要与少女对月经的生理知识不足有关，表现为对月经来潮过度焦虑、紧张和恐惧，久而久之形成条件反射，一来月经就感到不适和腹痛。也有的是体质虚弱或痛觉敏感的人也容易患痛经。原发性痛经没有生殖器官的病变，而是功能上的紊乱造成的。一般成年人的痛经多数也属于这种情况。原发性痛经的原因：

①精神紧张。有些少女因缺乏生理知识，一来月经就烦躁、焦虑、紧张和恐惧，所以对疼痛的感觉比一般人敏感。

②身体虚弱。有的少女体质虚弱，平时又不注意锻炼，因此对疼痛的耐受力下降，对轻微的疼痛也感觉支持不住。

③激素影响。月经一般是在卵巢排卵后的 2 周左右来潮，卵巢排卵以后

逐渐产生黄体，黄体能分泌孕激素。孕激素产生过多能使子宫颈强烈收缩，影响子宫里的经血外流。子宫里的经血多了，刺激子宫，会引起子宫强烈收缩，因此产生疼痛。

④子宫问题。有的女孩子宫颈过于狭窄，经血排出不通畅，引起疼痛；有的女孩子宫发育不良或子宫畸形，肌肉不能协调地收缩，而引起疼痛；有的女孩子宫位置极度前屈或后倾，要排出经血，必须加强收缩，子宫收缩强烈就会出现疼痛；有的女孩生殖器官有病，造成盆腔内充血、肿胀，而引起腰酸腿痛。

（2）继发性痛经。是由于生殖器官的病变引起的。常见有盆腔炎、子宫内膜异位症、子宫内膜下肌瘤等，这些疾病治好了，也就不会再痛经了。

❀ 女孩闭经怎么办

闭经是指姑娘到了 18 岁仍无月经，称为原发性闭经；因为妊娠、哺乳、绝经而使月经停闭 3 个月以上者称继发性闭经。引起闭经的原因有各种各样，因精神性厌食而消瘦是青春期闭经的重要原因之一。

临床上发现，不少苗条的年轻女性患上了闭经。这是怎么一回事呢？原来，这些少女害怕肥胖，一味地追求苗条动人，就尽量节制饮食，结果体重是降下来了，但随之全身营养不良，衰弱无力，贫血，月经由正常而变少，最后闭经，影响健康。一个正常的 18 岁姑娘的全身脂肪至少要占体重的20％。据研究，这是她们将来能够怀孕、分娩及哺乳的最低脂肪水平。凡低于这个水平，就很容易造成原发性闭经。所以，只有当女性的脂肪占体重的30％～50％，才可以称为肥胖。

总之，一味追求苗条并不是好事，因为这样往往容易导致营养不良、闭经，反而失去少女的健美体态。奉劝那些节食的年轻姑娘，切莫为了"一时体态苗条，勒紧裤带受罪"，使正常的生理功能与健美的体态受到影响，甚至影响今后的生育。

❀ 男孩青春期启动的信号是什么

人的一生要经历生长、发育、成熟、衰老的各个身体变化时期。第一次"遗精"，就是青春期性成熟的信号。

男孩到了 10 岁左右，就开始迈进人生一个重要的阶段——青春发育期。进入这个时期后，一般在 13～15 岁时，常在无性意识的情况下自发的射精，就叫遗精。

男孩随着青春发育的启动，下丘脑开始活动，分泌出一系列多肽释放激素作用于垂体。垂体虽然小如"豌豆"，但是它在接到下丘脑的指令后便立即行动，分泌多种激素，其中"促性腺激素"可促进男子睾丸成熟、生成精子和分泌雄性激素。这时，睾丸产生精子，前列腺、精囊腺等分泌精浆，两者组成精液，精液达到一定量后，体内已无处可容，于是就以遗精的方式排出体外。简单地说，下丘脑—垂体—促性腺激素—男子睾丸成熟—产生精子—精满则溢。

遗精的频率可多可少，常与人的身体素质有关，一般都在正常范围之内。遗精在某种程度上可以解除体内积累的性紧张，造成一种生理上的平衡。

再者，要注意生理卫生。男孩子不宜穿过紧的裤子。因为睾丸对温度极为敏感，经常穿紧身裤可使阴囊皮肤增厚，睾丸升高达腹股沟外环部位，从而导致睾丸温度高于正常温度，影响睾丸中精子的发育。

男子性征包括哪些内容

参与人类生殖的各种内外生殖器官称为第一性征，也称为"主性征"。每一个人生下来便可以确定是男是女，是以生殖器官来区分的。而男女生殖器官是完全不同的。

男性第一性征包括睾丸、附睾、阴茎、阴囊、输精管、前列腺和尿道球腺。在生殖器官发育的同时，男性第二性征也随之发育。

第二性征：又称"副性征"，是指除生殖器官以外的不同性别的特殊征象，如阴毛、腋毛、乳房、胡须、喉结、变声等。自青春期开始，在促性腺激素及性激素的作用下，人体的生殖器官迅速发育渐趋成熟，第二性征也逐渐出现，使男女儿童逐渐变为男女有别的成熟个体，最后达到具备繁殖下一代的功能。男性的第二性征发育主要表现在体表所发生的变化，并以毛发的变化最为突出。

❀ 男性为什么会有喉结

喉结是喉部的甲状软骨的上缘特别突出的部分，是男人与女人相区别的一个性征。

人是由类似现在猴子样的人猿变来的。可能那时男人猿担负着警戒、统领（号召）人猿群的任务，或恐吓其他人猿，或求偶的需要，而要发出洪亮的声音，其发音的喉部需要较宽大的音腔，喉结就与这样宽大的音腔有关联的。

喉结是左右两块甲状软骨在正中的连接部分，其对人体生理来说并没有什么实际功能。甲状软骨在人体上对喉腔起到保护作用，为什么叫甲状软骨呢？一是因为它的形状类似盔甲；二是在人体，它对喉起到盔甲的保护作用，故此得名。至于男女喉结大小有别，那是因为内分泌激素水平的不同造成的。

喉结是男性的一个性征。但是，也有一些少女也会出现喉结前突现象，这是什么原因呢？我们知道，人的喉咙是由 11 块软骨作支架组成的，其中最主要的体积最大的一块叫甲状软骨。胎儿在 2 个月时，喉软骨开始发育，直到出生后 5～6 年，每年仍在增长。但从 5～6 岁到青春期，这一时期内喉软骨生长基本停止。所以，童年男女的甲状软骨都一样大。进入青春发育期以后，由于雄激素的分泌增多，这才使男子出现喉结。

至于少女喉结突出的原因，大致有以下 3 种情况：

一是内分泌功能不足。女子体内占主导地位的性激素是雌激素，如果卵巢功能不足，或垂体、肾上腺等内分泌腺出了问题，体内雄激素的含量便会增多。于是，便出现了喉结突出、多毛和声音变粗等男性化的表现。

二是遗传因素。父母生长发育的特征会传给下一代，不单是身高、体形，也包括喉结。父亲喉结特别大而显眼者，他的女儿的喉结有时候也会突出些。

三是消瘦。过分消瘦的女子，由于颈前部的脂肪和肌肉组织不多，喉结也照样会显得向前突出。

生理发育

为什么男孩会长胡须

胡须是男人性别特征的一个标志，也是成熟男人魅力的体现。胡须的生长受男子体内雄激素水平调节。进入青春期后，睾丸在下丘脑、垂体分泌的促性腺激素作用下，具备了产生精子与分泌雄激素的功能。雄激素能选择性地作用于身体这些部位，促进毛发生长、发育。雄激素作用于下颌部，促使该部的毛发生长，男子就会长出相当多的毛，称之为胡须。

中国有句俗话："嘴上无毛，办事不牢。"男人的胡须也就被附加了更多深长意味的内涵。胡须是表示雄性特征的，男人胡须的生长，表示男人在性生殖上已趋于成熟。

小时候，常常听讲"白胡子老爷爷"的故事，胡须也是善良、智慧的象征。读《三国演义》，对于关羽的"五绺长髯"印象是深刻的；张飞的胡须像钢针一般，表现出硬汉的特征。看李白的画像，那胡须也给人以飘逸的感觉。鲁迅先生的胡须浓密而倔强，显示出他的性格。电影艺术家卓别林的胡须，恐怕也是让我们难以忘怀的，可以说胡须是其幽默表演的重要组成部分。而爱因斯坦的胡须"乱糟糟"的，就像"相对论"一样，让一般人难以理解。

胡须长的种类是各异的，有长髯，有"山羊胡"，有络腮胡……胡须的作用是什么呢？除了标志男人性别，胡须还是可以美容的。然而这种美化越来越让人感到累赘，不如去之而后快。所以，现在留胡须的人越来越少了。时常见到的是，理发修整面部，把胡须用剃刀刮去，保持洁净和卫生。

男孩声音为什么会变粗

变声期特指14～16岁的青少年，因为喉头、声带增长而伴随的声音嘶哑、音域狭窄、发音疲劳、局部充血水肿、分泌物增多从而导致说话、唱歌时的声音与儿童时代不同，表现声音变粗，并持续6～12个月的时间。变声期声带发生变化是变声期的一个重要表现。到了青春期，女孩的喉部变得狭小，声带较短、较薄、振动频率高，所以音调较高而细；男孩子的喉腔较大，声带较宽、较厚，所以音调较低沉而粗犷。由于青春期的孩子喜欢大声说话唱歌，随时随地都爱表现自己的嗓门大。殊不知稍不注意就殃及了正在生长的声带。这时的声带异常娇贵，主人一不注意它就会出现充血、水肿或者发生声带小结或声带息肉，轻者导致发音疲倦无力，音调改变；严重者会出现声音嘶哑，甚至呼吸困难，不能说话。

要特别注意变声期声带的保健。①正确使用嗓子。不要过度高声喊叫，或无节制地大声喧哗，尤其注意不要过度吼歌。青春期用嗓过度，可能导致终身声音嘶哑。②保暖。着凉、感冒都会加重声带的肿胀和充血。除了注意随天气变化而适时增减衣服和被褥外，适量参加一些体育活动，每天进行体育锻炼增强体质，对声带的健康生长发育大有好处。③劳逸适度。生活有规律，保证睡眠充足。不要熬夜，每天保证 7 小时以上的睡眠时间。

❀ 男孩变声期饮食要注意什么

饮食保养坚持 5 原则：①不吃刺激性食物，如酸、辣、苦的，以及大蒜、辣椒、生姜、韭菜等，因这些食物会刺激气管、喉头与声带。②注意饮水卫生，冬天不喝太烫的开水，夏天不吃太凉的冷饮，剧烈运动后不马上喝冷水。③严禁吸烟、喝酒，烟酒中的有害物质对青少年的生长发育（包括声带的生长发育在内）是非常有害的。④食物以软精细为准，主食及副食都应以质软、精细食物为宜。⑤少吃干硬食物，如炒花生仁、爆米花、锅巴、坚果类及油炸类食物，以免对喉咙造成机械性损伤。

有 2 类食物适当多吃：①胶原蛋白和弹性蛋白类食物。发声器官主要是由喉头、喉结和甲状软骨组成，这些器官又是由胶原蛋白质和弹性蛋白质构成的。声带也是由弹性蛋白质薄膜构成。因此，变声期的青少年应多吃些富含胶原蛋白和弹性蛋白质的食物，如猪蹄、猪皮、蹄筋、鱼类、豆类、海产品等。②B 族维生素和钙质类食物。维生素 B_2、维生素 B_6 能促使皮肤的发育；钙质可以促进甲状软骨的发育。富含 B 族维生素的食物主要有芹菜、西红柿、蛋类、豆类、动物肝脏及新鲜水果等；富含钙质的食物主要有鱼虾、牛奶、豆制品等。

❀ 包皮过长和包茎有何危害

包皮很薄，皮下无脂肪组织而含有平滑肌层。包皮内与龟头之间有许多变形的小皮脂腺，可分泌极臭的液体，与尿中之沉积物结合，成为尿垢或称包皮垢。

（1）表现

①包皮过长。系包皮掩盖了龟头，但能自由翻转于冠状沟之上。包皮过长完全掩盖龟头和尿道口称为增殖型包皮过长；仅掩盖阴茎的一部分，则称为萎缩性包皮过长。

②包茎。是包皮掩盖了龟头且不能自由翻转于冠状沟上。包皮所以不能翻转，或由于包皮口过小，或由于包皮和龟头形成粘连。包皮过长可因炎症形成粘连而变为包茎，包皮口过小时会影响尿流。包皮过长不一定有包茎，但包茎却能有包皮过长，而且包茎的情况较包皮过长严重。

（2）危害

①阻碍发育。有了包茎，阴茎、龟头发育常受限制，由于发育受约束，从外表看似小阴茎。

②感染。尿中之沉积物与尿垢积于包皮内，成为细菌培养基，或因刺激而致感染发炎，并导致包皮粘连，严重时还会造成不育。

③阻塞。由于包皮口过小，要在包皮腔膨胀后排空，排尿困难时，发生反压现象。膀胱壁较弱处，因压力高而使之突出，形成膀胱憩室；此种憩室壁甚薄，受外伤后易破裂，情况严重时会引起输尿管扩张及肾盂积水。因排尿困难，腹压增加，可能有直肠脱出或形成疝气等，有时出现"憩室性双重排尿"。

④结石。由于发炎之后，黏膜上皮细胞脱落，作为中心核，外围因垢而形成包皮结石。父母一旦发现孩子包皮腔有小硬块时大多感到十分焦虑，其实只要稍扩开包茎环即可取出结石。

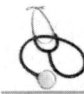

健康提醒

为什么要慎用止痛剂

出现疼痛时，服用止痛剂，这似乎是大多数人都懂得的"常识"。其实，这种常识是浮浅、片面的，许多人正是因为这条"常识"而付出了代价。

一般说来，常见的止痛剂包括3大类：

（1）解热去痛剂，如阿斯匹林、去痛片、APC等，这类药物对头痛、牙痛、关节病、神经病等都有一定的效果，但对外伤引起的疼痛效果不佳，对于腹痛甚至无效。这类药物常有一定的副作用，如果对疼痛的原因不加区分，随便服用是会产生不良后果的。因此最好在医生的指导下使用。

（2）麻醉止痛剂，常用的有吗啡、杜冷丁等。这类止痛剂效果最强，特别是对外伤及手术后疼痛。这类药物的使用必须格外慎重，诊断不明时不能使用。否则，疼痛消失而掩盖病情，常常导致恶果。另外，这类药物经常使用会使身体对这些药物产生依赖性或成瘾。这类成瘾与吸毒成瘾相同，一旦停药，病人常痛苦不堪、难以自制，一些成瘾者为了搞到几支止痛剂甚至丧失理智，以致犯罪。所以，不适当地使用这类止痛剂，一旦成瘾，不仅给个人带来极大痛苦，而且还会造成不良的社会后果。

（3）解痉止痛药，如颠茄、阿托品等。这类药物对胃肠道平滑肌痉挛造成的疼痛疗效显著。使用这类药物可以同时产生瞳孔放大、口舌干燥；用量过大时，还可产生血压降低、心率加快等副作用。因此，这类药物也不能随便使用。

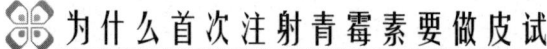

为什么首次注射青霉素要做皮试

　　青霉素是由一种叫做青霉菌的微生物产生的抗生素，它能够抑制很多细菌的生长繁殖，是治疗细菌感染性疾病的首位药物。但是有的人却不能使用青霉素，因为他们对这种抗生素过敏。这些人如果注射和正常人剂量相同的青霉素，就会很快发生过敏反应：出现呼吸困难、烦燥不安等症状，严重的将导致休克甚至死亡。青霉素过敏反应主要与遗传因素有关，仅发生在少数人身上，不过，在没有确定对青霉素是否过敏之前，每一个使用者都有发生这种危险的可能性。为了防止发生过敏反应，需要使用青霉素的人在第一次注射前都必须先做过敏试验，以便确定能否使用这种抗生素。

　　做青霉素过敏试验时，先把微量青霉素注入受试者前臂屈侧皮内，20分钟后观察注射局部皮肤。对于大多数人，青霉素注入后不会引起过敏反应，注射局部皮肤不出现明显红肿等现象，这样的过敏试验阴性者就可以注射治疗剂量的青霉素了。当青霉素注入某些人的皮内后，迅速激发过敏反应。由于注入的剂量很小，所以一般不会发生全身剧烈反应，而仅在注射局部皮肤出现明显红肿等现象。这样的过敏试验阳性者不能使用青霉素，必须改用其他药物治疗。通过青霉素过敏试验，基本上可以安全可靠地查出过敏的人。

　　在特殊情况下，有的过敏试验阴性的人注射治疗剂量青霉素后，却突然出现过敏反应；还有的人对青霉素极其敏感，仅仅注入做过敏试验用的那么微量的青霉素，也会发生全身剧烈反应。尽管这是两种很特殊的情况，医院按常规还是必备过敏患者的急救措施，以便有备无患。依靠过敏试验和急救措施，人们使用青霉素就有了安全保障。

怎样用脑最科学

　　（1）注意休息和睡眠。大脑疲劳了，应该有充分的休息，以利于功能的恢复，提高工作效率。积极的休息是用一种活动替换另一种活动。例如，学习之后，进行下棋、唱歌或进行体育运动（如早操、课间操等）和体力劳动等。此外，睡眠几乎对整个大脑皮质和某些皮质以下的中枢有保护性抑制的作用，经过睡眠可使脑的功能得到最大限度的恢复。青少年应该保证每天睡眠的时间在 9 小时以上。

（2）学会科学用脑。科学用脑对于脑力劳动者极为重要。学习是一种紧张的脑力劳动，要特别注意以下两方面：①善于用脑。注意劳逸结合，动静交替，还要变换脑力活动的内容（如复习功课时，可以文理学科交替复习）。此外，要在课后及时复习，强化所学知识在大脑皮质中的记忆作用，这比过一段时间以后再复习效果要好。②勤于用脑。注意遇事多想多问，先想后问。这样能使神经系统充分发挥作用，使人的思维更敏捷，记忆更深刻。此外，还要多参加课外活动，多接触大自然和社会，以增长智慧。

（3）合理安排作息时间。合理安排作息时间，就是把学习、体育运动、休息和睡眠等时间作合理的安排。严格遵守作息制度，实行一段时间以后，就容易形成以时间为信号的条件反射，养成有规律的生活习惯。这样，学习时集中精力学习，工作时集中精力工作，睡眠时也容易入睡。生活有规律，对学习、工作和保护神经系统及整个身心健康都很有益处。

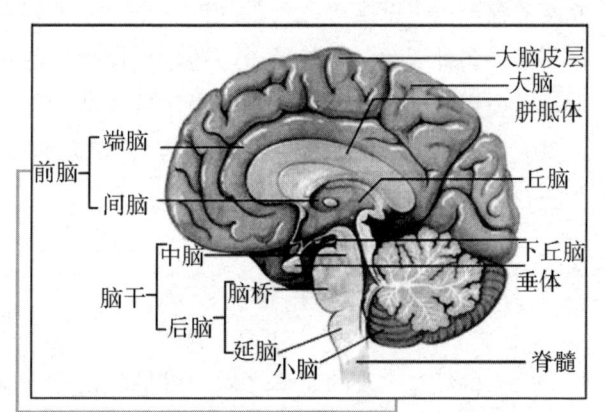

大脑结构示意图

开发右脑有什么益处

现代科学研究发现，通常大脑左半球发育较右半球好，这可能与人们通常使用右手做事有关，因为指挥右侧肢体的运动中枢在左侧大脑半球。因此，为了充分挖掘大脑两半球的潜力，要重视开发右脑功能。

生活中，大多数人习惯于用右手写字、吃饭或干活。然而，当家长发现自己的孩子习惯于用左手俗称"左撇子"写字、吃饭、干活时即严格纠正，其实这种做法并非完全必要。因为人的大脑左半球在语言、书写、计算、思维和判断方面起主导作用，而右半球则在技艺、美术、音乐、感情和审美等方面起主导作用。对于习惯右手运动的人，由此产生的大量信息会不断传送到左侧大脑半球的有关神经中枢，促进和加强了左侧大脑半球的功能发展，因此人们常把这半球称为"优势半球"；而把得到信息相对少一些的右侧半球称为"劣势半球"。相反，习惯于用左手运动和工作的人，其右侧大脑半球的功能就会得到进一步的发展。当然，人体所接收到的信息，并非全部从左手或右手而获得，还有很多是通过其他感受器传入到大脑。

为了充分发挥和利用人体大脑的潜在功能，应抓紧儿童的早期教育。在培养孩子逻辑思维等能力的同时，更要重视培养他们的技能发展。让孩子多参加各种活动，尤其是做一些用肢体操作的精细技能活动，训练儿童灵活地使用自己的双手。对于习惯于右手活动的孩子，更要注意不断地锻炼其左手（如拿筷子、穿针、剪东西），刺激和振奋其右侧大脑半球功能，促进孩子智能的发展。

❀ 为什么要重视早餐

当人们经过一夜的睡眠之后，胃早已排空，前晚所吃食物的营养物质已被消耗，急需补充；另外，早餐的好坏与学习、工作的效果有明显关系。到午餐前，人们将需要学习、工作达三四个小时，适当的早餐不仅可使人的体力充沛，很好地适应学习、工作负荷，而且还可改善认知能力并优化脑功能。有一项研究表明，不吃早餐的学生，他们的记忆能力、语言流畅程度及创造性均明显低于吃早餐的孩子。所以，早餐应当是正正经经的一顿饭，千万不能马马虎虎。

现实生活中，居民的早餐已成为一个严重问题。曾有人在一所中学做过一个调查：中学生中，约60%的孩子基本上能每天吃早餐，其余的孩子有时吃有时不吃，很没有规律，还有的孩子从来不吃早餐。约有24%的学生在上第三、四节课时有饥饿感或疲劳感，这就说明相当一部分孩子早餐的量和质不能满足他们的需要。长此以往，健康就要受到威胁。特别是对中小学生来说，正处在生长发育时期，各种营养物质的需求量很大，更要通过早餐的补充，来促进生长发育，保证学习。

怎样才算一顿好的早餐呢？好的早餐应大约提供能量 2500 千焦、蛋白质 24 克、钙 250 毫克、铁 5 毫克、维生素 C 30 毫克、维生素 A 200 微克等。举个例子，一杯牛奶或豆浆，加一个大饼基本上可以满足需要，如果再适当补充小笼包子、肉包、馄饨或一个鸡蛋，甚至一个水果，则更可以提高早餐质量。如果仅仅以单纯的泡饭、酱菜充当早餐，这将会对你的身体带来不良的影响。

❀ 为什么晨起饮水非常好

（1）清晨人体补充水，是防止心脏血管疾病的有力措施。机体补水通过胃入肠，80% 的水分由小肠吸收入血液，使血液得到稀释和净化，降低了血的黏稠度，可有效地防止心脑血管疾病患者清晨因血液浓缩发生意外。

（2）晨起喝水还可以稀释尿液，增加排尿量。人体积蓄了一夜的代谢产物，如果没有足够的水分不易排出，就会在人体内贮存起来，时间长了有害废物即可成为机体慢性中毒的来源。如果早晨起来及时喝水，促进排尿，即可带出废物，净化血液，减少疾病的发生。

（3）多喝水还可使消化道内容物中有较多的水分，以利保持大便通畅。

（4）晨起喝水，很有利于女性美容。因为经过一夜的机体失水，皮肤明显干燥，血管的血液量不足，皮肤自然发皱。

早晨喝水要起床后就喝，以喝白开水一杯为宜，最好是喝温开水。早晨起床后喝一杯水，并不费时间，只要养成习惯，是很容易做到的事。

❀ 为什么吃杂粮有益健康

所谓杂粮，就是稻谷、小麦以外的粮食，如玉米、高粱、豆类等。

我们知道，人体生长发育、新陈代谢、生理机能需要多种多样的营养。

其中以蛋白质、脂类、糖类、维生素、微量元素等最为重要。

玉米面是人们常吃的杂粮。和面粉比，玉米面在热量、维生素和矿物质含量方面一点也不逊色，其蛋白质含量介于面粉和大米之间，含有较多的不饱和脂肪酸。不饱和脂肪酸能抗血管硬化、防止细胞衰老。玉米还含有较多钙、磷，对骨骼和神经系统发育、降低血压均有益处。此外，玉米中有米、面缺乏的维生素 A 的前身——胡萝卜素，有保护视力和皮肤等作用。

小米又叫粟，它的蛋白质、脂肪和铁的含量都比大米多，并含有多数杂粮所缺少的一些氨基酸和较丰富的 B 族维生素。甘薯所含氨基酸种类与大米相仿，有较高的营养价值，它的 B 族维生素和钙含量却比大米高。甘薯还含有维生素 C 和胡萝卜素。

豆类食品的最大特点是蛋白质含量特别高，是米、面的 2~5 倍，它还含有谷类蛋白质中缺少的赖氨酸，但缺乏谷类中常见的蛋氨酸。

通过比较分析，我们看到各种粮食都有各自的营养特点。大米、甘薯蛋白质质量高；面粉蛋白质含量高；玉米、小米脂肪多，还含有胡萝卜素；豆类不仅蛋白质

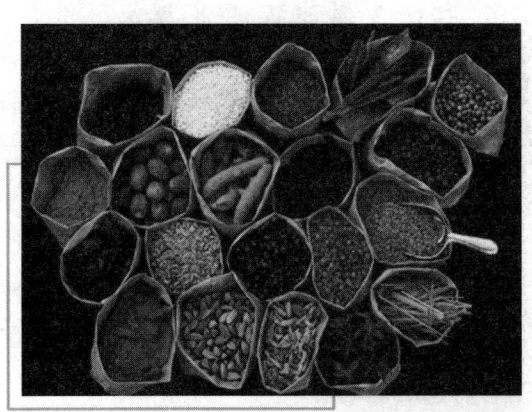

五谷杂粮

量多质好，和小米一样，还富含 B 族维生素。人们根据这些特点，合理搭配、掺杂混合多种粮食，就能满足机体正常发育和健康的需要。

为什么提倡睡前喝一杯牛奶

有些家长喜欢给孩子早上空腹喝一杯牛奶，认为这样容易吸收，其实这看法不一定正确。

牛奶中 87% 是水，其余 13% 是固体物质，包括蛋白质、脂肪、碳水化

合物，还有丰富的钙、维生素和微量元素，200 克的牛奶中可以提供 451 千焦热能。但是如果空腹饮用，由于牛奶中大部分是水分，将会使胃液稀释，影响其消化和吸收；另外，牛奶为液体，在胃肠道驻留时间较短，营养成分难以充分吸收，所以最好将面包、饼干等食物与牛奶同时食用，不要空腹饮牛奶。近年来，一些科学家发现在牛奶中有一种会使人有疲劳感的物质——L – 色氨酸，对人体有镇静作用。由此看来，如果在早晨空腹喝一杯牛奶，可能使人在上午就出现疲劳感，从而影响白天的工作和学习效果。

所以，提倡睡前喝一杯牛奶，能够补充营养，促进睡眠，保证充分的休息，有利于第二天的学习和工作，特别对神经衰弱、睡眠不佳的人有明显作用。

牛奶不仅是营养品，还对某些疾病有治疗和预防作用，如对胃溃疡、十二指肠溃疡患者，经常喝牛奶，可以保护胃黏膜，对溃疡愈合有促进作用。牛奶中含有丰富乳钙质，极易被人体吸收，特别是高钙奶，可以预防骨质疏松症；另外在牛奶中加点蜂蜜，具有润泽作用，可以治疗便秘。

❀ 青少年为什么要补钙

青春期人体发育迅速，身高突增，进入生长的第二高峰期，对钙的需求量增加。一般来说，人体身高每增加 1 厘米，体内平均钙量就要增加 20 克。男孩子比女孩子身高增长的更多，且增长时间也长，所以对钙的需要量就更多。青春期男孩子每天摄入钙量应为 1000 ~ 1200 毫克。

另外，人体的骨密度一般在 30 ~ 35 岁达到高峰。此后，骨中的钙就会逐渐丢失。骨密度的峰值取决于青春发育期钙摄入的多少。骨密度峰值越低，将来患骨质疏松的可能性就越大。由此可见，补钙不仅关系到目前的生长发育，还关系着将来的健康与幸福。

奶和奶制品是食物中钙的最好来源。不仅含钙量丰富，而且易于吸收。虾皮的含钙量也相当高，每 50 克虾皮含钙可达 1000 毫克。经常吃一些海带，不仅可以补钙，还能补充对我们人体同样重要的碘。此外，豆制品、芝麻酱以及一些绿叶蔬菜中也含有较多的钙。

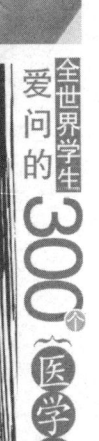

❀ 为什么少女应注意补铁

一些青春发育期的少女有注意力不集中、记忆力减退、容易疲乏、情绪不稳定和学习成绩下降等现象，这与其体内缺铁有着密切的关系。这是因为铁是人体必需的一种微量元素，是人体合成血红蛋白的重要原料。缺铁可使血红蛋白含量和生理活性降低，致使血液中带氧量减少，因而使大脑中营养素和氧的供应受到影响。

进入青春期的少女，不仅身体生长发生突变，机体内部的各个器官也在迅速发育。青春期的发育需要更多的营养素，身体迫切需要补充更多的铁，来满足旺盛的机体代谢的需求。少女月经来潮又造成铁的丢失，而食物中含铁相对不足，所以女孩普遍存在不同程度缺铁的状况。对缺铁的女学生进行补铁的试验表明，当她们血中铁的水平恢复正常后，大多数少女疲劳、注意力不集中、情绪波动及其他症状消失。

另外，据美国的一位儿童医学专家研究，青春期少女缺铁者的学习成绩比服铁量正常的少女低的概率多 2 倍。这个结论是在排除民族、贫穷、种族背景、铅中毒可能和抚养人的教育情况以及贫血后作出的。由此可见铁对人体的重要性。

❀ 如何预防脊柱畸形

脊柱畸形是在中小学生中常见的一种疾病。脊柱畸形不仅影响儿童少年的体态和体力，也影响就业和婚姻。

造成脊柱畸形的原因很多，但大多与肌力不足或肌力发展不平衡有关。因此，体育锻炼有预防和矫正这类畸形的重要作用。

脊柱畸形从形状上看有驼背和侧弯两类。

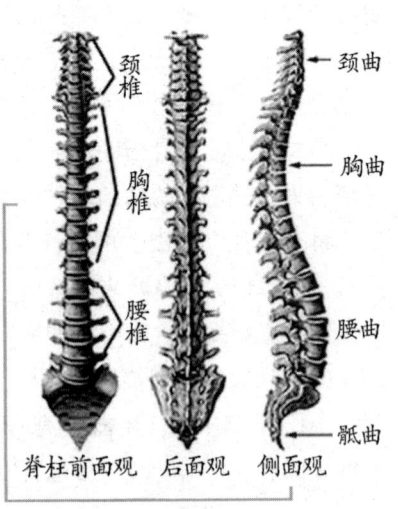

颈椎 胸椎 腰椎

颈曲 胸曲 腰曲 骶曲

脊柱前面观　后面观　侧面观

脊柱结构图

脊柱畸形有些是后天产生的，有些是由于营养不良（佝偻病），有些是由于肌肉力量不足，有些是由于工作学习和姿势不正，或终年用一个肩膀背书包所引起的。

中小学生要预防畸形，首先是要上好体育课，从事系统的体育锻炼，促使身体得到较全面的发展。此外，还应注意学生的坐姿和书写姿势，书包最好能经常换肩背或双肩背。这对预防脊柱畸形有很大的好处。

✿ 为什么现在孩子易得消化道疾病

过去，孩子消化道疾病患者是十分少见的，可是近年来，这类病人数量大增。这究竟是为什么呢？

根据医学家的研究，这与孩子饮食的变化关系非常密切。由于家庭冰箱的普及，含糖饮料、甜食和冷饮的大量供应，加重了孩子胃肠道的负担。据调查，现今孩子最喜爱的几种食品：冰淇淋、快餐食品、巧克力、软饮料（可乐、雪碧等）、酸奶、咸味小吃、果汁、糖果、奶油点心、干果小吃，已成为引起孩子消化道疾病的主要原因。

从生理上来说，孩子的消化系统还没有发育成熟，消化能力较差。孩子的胃液酸度较低，抗感染的能力也不强，过多的食物会造成孩子消化不良。没有充分消化和吸收的食物，又会使肠道内原有的细菌大量繁殖，进一步影响消化功能。这时食物分解产生大量有毒物质，会造成孩子呕吐、腹泻和脱水等症状。

为了预防消化道疾病，应该严格控制食用冰淇淋等食品。当然，完全不吃这些食品是不现实的。此外，平时进食不宜太饱。万一得了消化道疾病，应该及时到医院去诊断和治疗，绝不能掉以轻心。

✿ 吃零食应注意什么

少女多喜欢吃零食，这有其生理上的原因：①少女的胃容量比男孩小，每餐食量相对较少，因此，常常未到吃饭时间，就感到饥饿，希望吃些零食来"充点饥"；②少女每当月经前后，由于内分泌激素的影响，常常感到身体不适，胃口不开，想吃些酸、甜、咸、辣等刺激性较强的食物来开胃提神。

从广义上说，每天除三餐之外，糖果、糕点、饼干、蜜饯、瓜果、炒货等都属零食，它们可以改善和丰富食物内容，补充主副食中营养素含量的不足，增加食欲，满足青春发育期少女特殊的生理需要。所以，零食本身无可非议，必要时适当地吃一些未尝不可。

问题是，有些少女不分饭前饭后，嘴里总是不停地嚼含各种零食，这种习惯就很不好。它不但对身体没有好处，有时还会带来危害。因为整天零食不停，必然影响正餐主食，把正餐看成一种负担。这样，每餐主要热量和营养供给来源的主副食饭菜的食人量必然减少，长此下去，会导致营养缺乏，食欲减退，人变得面黄肌瘦，弱不禁风。过多吃零食，会使胃肠经常处于疲劳状态，胃肠分泌的消化液不能合理地调节，很容易造成消化不良或其他消化系统疾病。另外，零食也不够卫生，用手直接抓拿食品或随便放在衣袋、提兜里，或瓜果未洗干净，未削去皮，吃后容易患胃肠炎或消化系传染病。

常吃快餐有什么坏处

我们知道维持人体生存的 7 种营养素在我们的生活中缺一不可。然而现代快餐食品中，最为缺乏的恰恰是对人体极为重要的维生素、矿物质。维生素及矿物质缺乏，使得机体内许多酶的代谢活性下降、免疫力下降，抗病能力差，易于患病。比如维生素 C，一般人每日摄入量应该在 1000 毫克，青春期男孩的需要量更高，而维生素 C 主要存在于新鲜水果、蔬菜中，故常吃快餐食品，会导致严重的维生素 C 缺乏，最终引得疾病缠身。

专家建议，青少年每日食用新鲜水果及蔬菜的量应不少于 500 克。所以青少年朋友，为了自己的健康和未来，应尽量少吃快餐食品。

为什么要少食方便面

方便面是很受欢迎的大众化的新型食品，携带方便，吃时只要用开水一泡就行了，省时省事。然而，有的人特别喜欢吃方便面，有的人则由于工作需要不得不在特定环境中长期吃方便面，如不适当增加其他营养，就容易导致营养缺乏，从而危害健康。

方便面的主要成分是面粉，再加上各种调料。调料的数量和营养成分因品牌而异。但总的来说，多种营养成分在质和量上都不能满足人体需要，长期食用，必然会导致多种营养成分的缺乏，因此，必须适当予以补充。

长期食用方便面最容易缺乏的是蛋白质。因为面粉中的蛋白质含量只有12%左右，一天即使吃400克方便面，加上调料，食入的蛋白质也不过50克左右（何况许多人还吃不了那么多）。如果按每日每千克体重需要蛋白质1.2克（这是一个很低的数字）计算，则食入的蛋白质就有较大"缺口"。况且，除大豆之外的植物性蛋白质多不是优质蛋白质，并不含有所有必需氨基酸。因此，其中必需氨基酸的种类和数量不能满足人体需要。

长期食用方便面造成的营养缺乏，更为突出的是维生素和必需的矿物质元素（包括常量元素和微量元素）在种类和数量上的缺乏。限于篇幅，这里不一一列举。

如果有吃方便面的嗜好，应尽量克服，或适当补充其他营养。如客观条件不得不长时间吃方便面的话，就要有计划地、有针对性地补充有关营养成分，包括肉类、海产品、各种蔬菜等，以满足身体的全面需要。

❀ 毒品为什么碰不得

在毒品家族中，最常见的有鸦片、海洛因、吗啡、大麻、可卡因、摇头丸、冰毒等种类。根据来源及生产方式，它们可分为天然毒品、精制毒品和合成毒品三大类。海洛因、吗啡、鸦片是从原生植物罂粟中提炼加工而成，而大麻和可卡因是

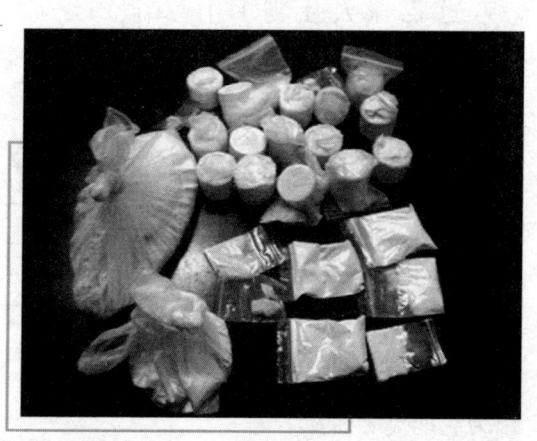

海洛因

从大麻树和古柯树中提炼而成。因此，罂粟、大麻树、古柯树就属天然毒品，海洛因、吗啡、大麻、可卡因则是精制毒品。此外，从仙人球或帕约他仙人掌中提炼的麦司卡灵及从麦角菌中提炼的迷幻药 LSD 等，也是当今世界上流行的精制毒品。合成毒品是利用某些化学物质而合成的毒品，如冰毒（甲基苯丙氨）、安非他明、PCP（普斯普剂或循环苯吡啶）等。

在现实生活中，许多没有吃过的食品，都要"试"着尝一下才能知道它的滋味。但毒品是绝对不能试的，它就像一个恶魔，一旦试过，就会对它产生强烈的身体依赖和精神依赖。如果中断或减少毒品供给，全身会感到十分痛苦，表现为打哈欠、打喷嚏、寒战、恶心呕吐、腹绞痛、腹泻、全身骨头与肌肉疼痛等，只要恢复用药，上述症状就可迅速消失，这就是身体对毒品产生的依赖。还有，吸过毒品的人总不会忘记毒品带来的那种愉快感，因此总要想方设法找机会吸毒，这又是精神上对毒品产生的依赖。

为什么戒除毒瘾那么难呢？成瘾者一旦毒瘾大发，自控力严重下降，人格分裂，难以忍受的渴毒感，使他们出现焦虑和烦躁的心情，并发生攻击，甚至自伤、自残行为，以各种手段寻找毒品。

因此，欲戒毒者一定要在全封闭的环境，采取强制性手段方可解除身体依赖。而精神依赖的解除也要在医务人员的正确引导下有计划、有步骤地进行，才能做到真正意义上的戒毒。

❀❀ 近视眼发生前有什么信号

很多人以为，从一双正常的眼睛变为近视眼，是一个渐渐变化的过程。其实，在视力减退之前，眼睛会表现出种种预兆。这些是很重要的信号，因为它能提醒你及早采取防治近视的措施。

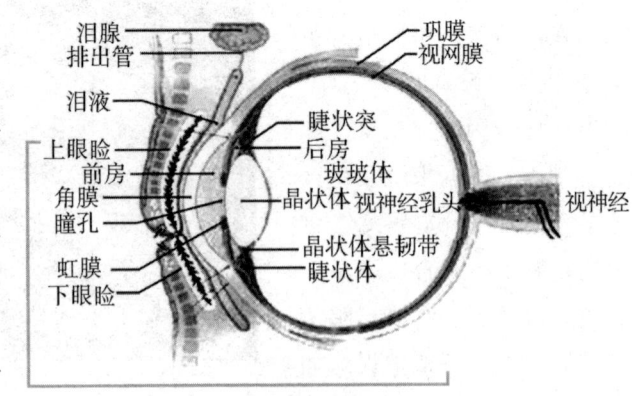

眼睛结构图

近视眼发生前的最重要的信号是经常感到眼睛疲劳。例如有许多十几岁的中小学生，看书时间一长，眼前就会出现字迹重叠串行。在看前方物体时，常常会产生若即若离的感觉。有些人在长时间眺望远处后，将视力移向近处物体，往往会感到眼前模糊不清。这些现象表明，由于眼睛过度疲劳，眼内的睫状肌已出现调节失灵。这种情况如果继续下去，将可能产生近视眼。

还有，在发生眼睛疲劳的同时，有些人的眼睛会出现灼热、胀痛等症状，严重的还会引起头部和颈背部的疼痛。这些都是由于眼部感觉神经发生疲劳性感觉过敏而引起的。

在这儿，医学家提醒大家，尤其是提醒家长们，一定要注意孩子身上发出的"近视眼信号"，以便及时纠正或避免发生近视眼。

为什么疲劳后眼圈会发黑

有不少人，每逢疲劳后，特别是睡眠不足或熬夜以后，两眼的眼圈会发黑，这是怎么回事呢？现代医学发现，人疲劳后眼圈发黑有2种情况：

（1）由于过度疲劳或睡眠不足而引起的，它造成眼皮长时间的紧张收缩，引起眼圈皮肤里的毛细血管广泛性充血。而眼圈皮肤的皮下组织很疏松，毛细血管充血量较多，血液回流不畅，加上眼圈皮肤又很薄，于是眼圈出现青黑色。对于这类非疾病性情况，只要注意休息，美美睡上一觉，这种眼圈发黑现象会很快消失。如果轻轻地用手指按摩眼圈皮肤，帮助里面的毛细血管血液回流，发黑现象也会减轻或消失。

（2）体内某个脏器有了病，最有可能是肾脏病。肾脏的细胞组织内有一种黑色素，肾功能衰弱后，黑色素就会显露出来，使眼圈发黑。另外内分泌或心血管方面的疾病，也会引起身体里血液循环紊乱，眼圈皮肤毛细血管长久充血，造成黑色素沉淀。

总之，眼圈发黑是一种"信号"，它告诉你疲劳过度，该注意休息；更可能是一种"警告"，通知你可能得了某种疾病，赶快去医生那儿检查一下身体吧！

多看绿色为什么对眼睛有好处

外界的物体具有各种颜色，可以使物体显得鲜明和优美，使人产生不同的情感和爱好。

过分鲜艳的颜色会使人产生倦怠的感觉，过分深暗的颜色则会使人的情绪感到沉重；红色和黄色可以给人一种耀眼的感觉，青色和绿色给人带来凉爽和平静的感觉。各种颜色对光线的吸收和反射是各不相同的，红色对光线反射是67%，黄色反射65%，绿色反射47%，青色只反射36%。由于红色和黄色对光线反射比较强，因此比较刺眼。青色和绿色，对光线的吸收和反射都比较适中，所以对人体的神经系统、大脑皮层和眼睛里的视网膜组织比较适应。譬如，青草和树木的青色和绿色，不仅能吸收强光中对眼睛有害的紫外线，同时还能减少因强光对眼睛所产生的刺激。

当你在紧张的学习或工作之后，倚在窗口眺望一下远处的树木，紧张的神经就会顿觉轻松，眼睛的疲劳也就容易消失。因此，在日常学习和工作之后多看青色和绿色，对眼睛有保护作用。

青少年看电视时应注意什么

（1）每次收看的连续时间不要太长。

（2）距电视机的距离不要太近，一般应在1.5米以上，电视机屏幕越大则距离越要远。

（3）电视机的亮度要合适，太亮刺眼，太暗看不清图像，都会伤害眼睛。

（4）电视机的环境光线不要太暗，可在电视机近旁开亮一只灯。

（5）如果经常看电视，应适当进食维生素A含量较高的食物，如蛋类、动物肝脏等。

为什么发烧时要多喝开水

对于人体来说，水是最最重要的物质，七八天不喝水，就要死亡，所以水和人的生命休戚相关。

一般说来，一个人每一昼夜大约需要 2500 毫升的水。不过，人体所需的水量并非恒定不变的。拿健康的人来说，在炎热的夏天，需要的水量就多些；剧烈运动以后，需要的水量也多些。那么，为什么发高烧时所需的水量也要比平时多呢？道理很简单，因为，发高烧的时候，体内大量水分从呼吸道和皮肤渗出而蒸发掉。所以，发烧的时候必须多喝开水以补充不足，否则就会发生脱水现象而病上加病。除此之外，水有调节体温的功能，多喝水就能通过汗水的蒸发或小便的排泄散热而降低体温。另外，有的病是因为有致病细菌侵入造成的，多喝开水，水被胃肠吸收后进入血液，能把血里细菌所产生的毒素冲淡，并在水变成尿而排出时就能把它们一起带走，不让毒素在体内蓄积起来。除此以外发高烧的时候，体内新陈代谢多半发生紊乱，并有危害人体的产物在血里出现，同一道理，水喝得多，就能把这些有害物质稀释、带走，减少它们对人体的不良影响。

❀午睡有什么好处

睡眠的目的是为了消除疲劳，恢复精力，午睡其实也是这个目的。

上午，人的精力总是比较旺盛的，这是因为经过了一夜休息，内部机能获得了休整，前一天的疲劳消失了。但是一个上午工作或学习以后，由于体力和脑力的高度集中和紧张，新的疲劳又产生了，并且人体内的热量也有很大的消耗，这时候生理机能除了要求补偿消耗掉的热量外，也要求能够适当地消除疲劳，恢复精力，以便下午更好地进行工作和学习。中午小睡一会儿，就能达到这个目的。在冬天或春秋两季，午睡的作用并不突出，人们在中午一般地休息一下也就可以了。但在夏天，午睡的好处那就很明显。

夏季正午时分，烈日当头，太阳像火球一样的灼热，由于周围环境的气温高，皮肤的血管往往容易扩张，血液大量集中于皮肤，引起体内血液分配不平衡，尤其是流经脑子的血液减少，从而发生一时性的脑贫血现象，使人感到提不起精神来，昏昏欲睡。另外，夏天昼长夜短，加上天热，人们一般都比其他季节睡得晚，起得早，这样就很难保证充足的睡眠，所以人到中午就很想打一会瞌睡，这是生理上必然的现象。

健康提醒

对于小孩来说，午睡尤其必要。因为小孩的器官组织比较稚嫩，生理机能还不完善，特别容易产生疲劳，通过午睡，他们的内部机能才能获得充分的休整。

为什么说"睡前洗脚，胜吃补药"

洗脚，不仅是一种传统的卫生习惯，而且可预防足癣等疾病，用热水洗脚可起到吃"补药"的作用。用 60～70℃ 的热水洗脚能刺激末梢神经，调节自主神经和内分泌系统，促进血液循环，供应更多的养料和氧气，及时排除积存的废料和废气，加快新陈代谢，起到消除疲劳、改善睡眠和提高记忆力的作用。

根据中医经络学说：人体的五脏六腑都在脚上有相应的穴位，双脚共有 66 个穴位，占全身穴位的 1/10。经常洗脚并按摩脚上的穴位，能防治局部及全身的许多疾病。如双脚受凉后，为啥容易引起感冒等疾病呢？因为人的双脚与心脏的距离较远，供血能力差，脚的皮肤温度稍低，而脚与上呼吸道黏膜之间却有着密切的神经系统联系。脚部受凉就会反射性地引起呼吸道黏膜内的毛细血管收缩，造成血流量减少，纤毛运动减慢，因而，机体抵挡病菌、病毒的能力明显减弱。这时，原来潜伏在鼻咽部的病菌趁虚而入，并大量繁殖使人致病。一旦发生感冒后，每日用热水洗脚 2～3 次，可促使鼻咽部黏膜充血较快消退，感冒症状减轻。

此外，用热水洗脚还可消除疲劳，预防长途跋涉或劳动所引起的下肢酸痛。睡前用热水洗脚，还能调节大脑皮层的功能，使脑神经处于松弛安静状态，使人安然入睡。因此，"睡前洗脚，胜吃补药"的说法是有一定科学道理的。

为什么说睡平板床好

人的一生大约有 1/3 时间是在床上睡觉度过的，因此，床对我们来说是相当重要的。床的类型有很多，有木板床、棕绷床、钢丝弹簧床、席梦思床等。

那么，睡哪一种床比较有利于人体健康呢？

从人体的生理结构来看，席梦思床、钢丝床、松弛的棕绷床等过于松软，都不是理想的睡床。在这些软床上睡觉，仰卧时人的脊柱呈弧形，侧卧时呈侧向弯曲，这样会使脊柱附近的韧带和关节负担过重。天长日久，容易引起脊柱的不适和疼痛。

如果让孩子睡软床，除会产生上述弊端外，由于孩子骨骼尚未发育定型，还会造成脊柱弯曲变形及侧突畸形。

所以，医学家提倡睡平板床。一般说来，床的硬度以仰卧时臀部不过度下陷为原则。如果睡木板或炕，就能使脊柱基本上保持正常的生理状态。轻度的脊椎错位，只要睡平板床，经过一夜的休息便能得到纠正。婴幼儿睡平板床有利于骨骼正常发育。妇女睡平板床有助于保持优美的体形曲线。

❀ 睡懒觉有哪些危害

（1）导致肥胖。如果贪睡的同时又在晚餐中摄入大量的肉质品和甜食，加上不运动，使人体能量的消耗大大小于能量的摄入，很容易产生脂肪堆积在皮下，这将为青少年日后患高血压、心脏病留下隐患。

（2）破坏人体生物钟。如果青少年平时生活较有规律，逢节假日却睡懒觉，就会扰乱体内生物钟的时序，使激素水平出现异常波动，结果白天激素水平上不去，夜间激素水平降不下来，节假日过后就会有夜间睡不着、白天心绪不悦、疲倦、打呵欠等表现，所以必须保持良好的生活规律。

（3）影响胃肠消化功能。一般来说，一顿适中的晚餐，至次晨7时左右基本消化殆尽。此刻，胃肠按照机体的"饥饿"信息开始活动起来，准备接纳和消化新的食物，可是赖床者宁可让肚子空着也不愿起床进餐。长此以往，由于胃肠经常发生饥饿性蠕动，黏膜的完整性可遭到破坏，很容易发生胃炎、消化性溃疡和消化吸收功能不良等疾病。

（4）使肢体无力。清晨，肌肉和骨关节经过一夜充分的休息，通常变得较为松软，醒后立即起床做些运动，有助于使肌肉组织张力增强，肌肉的血液量增加，使夜间堆积在肌肉中的代谢物排出，从而使肌肉纤维增粗，提高肌肉的韧性。赖床的人肌肉失去了活动的机会，起床后往往会觉得浑身无力、腿软，也就是这个原因。

（5）对呼吸道的损害。卧室的空气在人体经过夜间的睡眠后，含有大量的细菌、病毒、二氧化碳、水气、灰尘等有害物质，赖床不起，关闭门窗，会使人头昏脑胀、咽喉不适，这会使记忆力、智力下降，也会使呼吸道受到损害。

（6）引起手淫。有资料显示，青少年的手淫最容易发生在早晨似醒非醒的朦胧状态，早晨睡醒后不起，很容易产生手淫的想法，影响正常的学习和生活。

❀ 青少年如何防治驼背

青少年预防驼背平时应注意以下几个方面：

（1）注意端正身体的姿势。平时不论站立、行走，胸部都要自然挺直，两肩向后自然舒展。坐时脊柱挺直。看书写字时不过分低头，更不要趴在桌上。人们所说的要"站如松，坐如钟"是有一定道理的。

（2）正在发育的青少年最好睡硬板床，以使脊柱在睡眠时保持平直。

（3）加强体育锻炼。认真上好体育课、课间操，促进肌肉力量的发展。

（4）在全面锻炼的基础上做矫正体操。矫正体操有很多种，有各种形式的徒手操，有利用各种体育器械的矫正操。矫正驼背主要以增强背肌、挺直躯干和扩张胸廓为主。

青少年矫正驼背的方法有以下几种；

（1）上床后仰卧，在脊背下垫枕头，使头向后仰，坚持 15～20 分钟，早晨起床前再重复一遍。

（2）卧床上，双手后伸，躯干向后伸直，离开床面，然后放松回位，重复 20～30 下，每天 2～3 次。

（3）坐在椅子上，使整个背腰部紧贴椅背后，手互握，手心向后，然后尽力将双肩后挺，头部略向后仰，保持这种姿势 10 分钟，每天 6～10 次。

（4）并腿站立，两手持体操棒放在背后肩胛骨水平处，做挺胸与松弛交替动作，也可做腹背运动和左右转体动作。

（5）分腿站立，两手在身后握体操棒，用力向后上方振臂，同时抬头。

🍀 为什么剧烈运动前要做准备活动

生命在于运动。经常参加体育运动，锻炼身体，有助于加强肌肉的紧张性，提高心肺功能和增强体质。但是，往往在进行足球或篮球等剧烈运动比赛时，替补队员上场前，都要做一些准备活动。

人体在进行剧烈运动时，神经和肌肉系统处于高度紧张状态，心血管、呼吸和内分泌系统都处于较高水平。人体内各组织器官要达到这一标准，必须有一个调整适应的过程，如果在剧烈运动前没有做好充分的准备活动，立即参加对抗性很激烈的运动，心血管和呼吸系统不能马上作出反应，以致人体无法发挥最佳的竞技水平。

还有，全身的肌肉和关节由于没有得到充分舒展，一旦进行剧烈的运动，可能出现乏力、疼痛等肌肉缺氧症状，容易发生运动性损伤，如肌肉撕裂和关节扭伤等，甚至发生外伤等意外。

🍀 为什么跑到终点还要慢跑一阵

在跑的时候，为了把充足的氧气和养料供给剧烈运动的下肢肌肉，下肢的小动脉和毛细血管几乎全部开放，这样流过下肢的血量就大大增加了。下肢小血管的舒张，对血液供应有好处，对血液流回心脏不会有不良影响。这是因为在跑的过程中，由于肌肉节律性的收缩，像唧筒一样压缩里面的静脉管，促使血液不断涌向心脏。若跑完合马上站立不动，则肌肉的唧筒作用就消失了。于是血液因地心重力的作用，大量积聚在下肢开放着的小血管内，不能流回心脏，致使心脏输出的血量相应减少。这样血压也就降低了，血液不能被压向头部，使脑部发生暂时性的贫血，因而人就会晕倒。这种现象是血液受重力影响所引起的，所以又称为"重力休克"。

"重力休克"现象在中长跑后也会发生，多出现在不常练跑的人身上。因为常练跑的人产生了适应性，调节血管的机能较为快速和灵活，跑后能快速地调整下肢小血管，变开放为收缩状态，所以不易发生这一观象。

跑到终点或练习完以后，不要马上停下来，最好慢跑一阵，再过渡到走，然后再停下来。其目的就是借助于腿部肌肉的挤压的力量来抵消重力作用，把血液及时送回心脏，防止"重力休克"。

为什么跑步时不能用脚跟着地

跑步时脚的正确着地方法是：前脚掌着地，用力向后蹬伸，形成"扒地"动作。如果跑步时用脚后跟着地的话，不但跑的速度慢，而且对身体有不良的影响。

为什么用脚跟着地跑不快呢？因为脚跟着地会产生同跑进方向相反的作用力，这个力是向上向后的，而且由脚跟着地再转变到前脚掌向后蹬地（后蹬）的时间也长，这样就影响了向前的水平位移速度，跑起来一跃一跃的，速度自然会慢。相反，若是用前脚掌着地，就会产生比脚跟着地小得多的制动力，而且前脚掌着地之后就可以马上后蹬，从而缩短了蹬地时间，所以用脚前掌着地比脚跟着地要跑得快。赛跑运动员的钉鞋，只有脚的前掌有钉子，也就是跑时用不着脚跟着地的缘故。

跑时用脚跟着地为什么会对身体有不好的影响呢？因为脚跟着地得不到足弓的缓冲，所产生的震动要比脚前掌着地大得多，会使身体各部位（包括脑和内脏器官）受到震动；跟骨也会受到损伤，发生骨膜炎，或跟骨脂肪垫受损，引起脚后跟痛的毛病。因此，跑步时要掌握正确的动作技术，才能达到锻炼身体和提高运动成绩的目的。

为什么冷水浴能锻炼身体

用10~22℃的冷水洗澡，首先会使皮肤温度降低，然后通过皮肤感受器和神经的作用，把冷的刺激传入大脑皮层，一方面提高了大脑皮层的兴奋性，使人精神活跃，情绪饱满，食欲增加；另一方面影响人体的体温调节中枢，使它能够适应不同温度的变化，提高人体对寒冷的耐受能力。人们如果经常用冷水洗澡，就显得精力充沛，身心愉快，对寒冷、潮湿和突然变化的天气有较高的耐受力，平时就不容易受凉受寒，从而增强了体质，增强了人们对各种疾病的抵抗力。

用冷水洗澡锻炼身体，一般应从夏天开始，每天早晨用冷水擦浴，以后逐渐移向冬天。洗冷水澡以前，应该先用冷湿毛巾擦身，自上肢开始，经过胸部、腹部、背部至下肢，使皮肤发红为止，让身体渐渐对冷水适应。开始时，每次时间不要超过 5 分钟，以后逐步增加至 15～20 分钟，要循序渐进，经常锻炼。

如果身体不舒服、生病，应该停止洗冷水澡。饭前、饭后 1.5 小时内，也不适宜洗冷水澡。

❀ 为什么游泳时用嘴吸气

当你在水中游泳时，正确的呼吸方法应当是用鼻子或嘴呼气，用嘴吸气。为什么游泳时，不能像在陆地上那样用鼻子吸气呢？

游泳是在水中进行的，头经常埋在水里，鼻腔和嘴里都免不了要进一些水。鼻孔要比嘴小得多。根据流体力学原理，管子越细，通过的流体速度就越快；管子粗，流体的速度就慢。因此吸气时气流通过鼻子的速度要比通过嘴时快得多，很容易把鼻腔里的水吸进气管造成呛水。反之，我们用鼻子呼气，就能把水从鼻腔里呼出来，可以避免呛水。而用嘴吸气，由于口腔要比鼻腔宽阔得多，即使嘴里含有一点水，吐出来也比较容易，不至于在吸气时把水吸入气管。由此可见，学游泳必须要学会用嘴吸气，这是避免呛水的好办法。

❀ 打球对视觉有什么好处

球类运动项目很多，如篮球、足球、排球、乒乓球、羽毛球、手球、冰球、水球等。这些球类项目对人体的影响各有其特点，但都对提高视觉机能方面很有好处。

(1) 我们用眼睛注视某一物体（如注意球）的时候，同时还能用余光看到周围的其他景物（如双方队员，地上的白线、球门或球网等等）。这在生理学上就叫做视野。长期打球的人因为训练和比赛时经常要用余光看东西，所以视野比一般人要大一些，这是对视觉机能的第一个好处。

（2）经常打球能提高立体视觉。什么叫立体视觉呢？譬如看一个匣子，假如只看到它的长和宽，只会产生一个面的感觉。而实际情况是，我们的视觉除了能判断长宽以外，还能判断这匣子有多深，即有深度的感觉。有了长、宽、深这三种感觉，我们看起东西来才能把握其立体形象。判断对方和我方队员离自己的距离，以及球门、球筐离自己的距离等等，也都要依靠立体视觉来实现。

（3）打球对视觉机能的第三个好处是能提高眼肌平衡能力，纠正斜视。

（4）常打球，对物体运动的速度和方位的判断能力也加强了，这也是球类运动的特点所促成的。

所以青少年朋友平时不妨多打一些球，这对眼睛是大有裨益的。

❀ 女孩洗头应注意什么

很多女孩把淋浴洗头当作每天必做的事，其实这样会伤害头发。如果每天早晨洗头发，久而久之，头发便会蓬散分叉。每周洗发 3 次是最佳的频率。皮肤分泌的皮脂首先覆盖在头皮上，达到毛发末端需要 3 天的时间，如果每天洗头的话，这些皮脂在头皮处就被洗掉，毛发末端将不会有皮脂到达，头发很容易脱落。失去皮脂的头皮会变得干燥，也容易起头皮屑。

即使是油性大的皮肤，洗发次数也不应多于两天 1 次。干性发质的人尤其不能每天洗头。

有的人往往长时期只使用一种洗发水，这种做法是不当的。

实验发现，不管哪一种洗发水，在使用后，或多或少都会在头发中留下它的成分。时间一长，这些化学物质不仅会削减该洗发水的功能，还会使头发失去光泽和弹性。解决的办法很简单，停止使用你喜欢的洗发水，换用另一品牌的产品，两个星期后，当你再度使用以前的洗发水时，会发现它的功能又跟从前一样好了。

❀ 为什么少女不宜穿高跟鞋

足是人体的基石，它不但要负担全身的重量，还要走路和跳跃；而鞋子是足的忠实保护者，起到健步、保暖的作用。高跟鞋是鞋子家族中的一员，穿上它能增添女性体形的修长和勾勒出妩媚的线条。因而，为了追求美，有不少青少年也穿上了高跟鞋。其实，处于生长发育期的青少年穿高跟鞋弊多利少，甚至有害于健康。

所谓高跟鞋，一般是指鞋跟高于3厘米的鞋。由于高跟鞋的后跟细小，穿上后身体重量集中于很小的一点，处于生长发育期的青少年，足弓发育尚未完善，但又具有好动的天性，穿高跟鞋会使稳定性下降，容易引起足与踝部的扭伤以及足部肌肉和韧带的劳损，久而久之会出现足和腰部的疼痛。鞋底后跟过高，还会使跟骨前端下倾，纵弓遭到破坏，容易造成平足。不仅如此，高跟将引起足尖塞在鞋的前端，可使本来不觉狭小的鞋显得狭小，时间长了可引起各种脚趾疾病和前足掌部生鸡眼。更严重的是，少女长期穿高跟鞋，由于人体前倾，使腰椎非自然弯曲以求得全身的平衡，最终造成腰肌劳损，发生腰痛，甚至造成骨盆畸形，影响将来的分娩。

由此可见，青少年不宜穿高跟鞋。但是，鞋底过于平坦，也会使小腿肌肉过于紧张，人容易疲劳，行走时间长了，会感到下肢肌肉酸胀无力。科学家认为，适于青少年的鞋跟以不超过3厘米为宜，造型犹如人的足弓，可使脚掌受力均匀，穿上它也不易疲劳。"千里之行，始于足下"，治学如此，人体的保健也是如此。

🍀 上网应注意什么

（1）控制自己使用网络的时间，要在不影响自己正常生活、学习的情况下使用网络。

（2）切不可将网络（或电子游戏）当作一种精神寄托。尤其是在现实生活中受挫的青少年，不能只依靠网络来缓解压力或焦虑。应该在成年人或朋友的帮助下，勇敢地面对现实生活。

（3）不要在网上给出能确定身份的信息，包括家庭地址、学校名称、家庭电话号码、密码、父母身份、家庭经济状况等。如需要给出，一定要征询父母意见或好朋友的意见。

（4）不要自己单独去与网上认识的朋友会面。如果认为非常有必要会

健康提醒

面，则到公共场所，且要父母或好朋友（年龄较大的朋友）陪同。

（5）如果遇到带有脏话、攻击性、淫秽、威胁、暴力等使你感到不舒服的信件或信息，请不要回答或反驳，但要马上告诉父母或通知服务商。

（6）未经过父母同意，不在网上发送自己的照片。

（7）你在网上读到的信息都可能不是真的。任何人在网上都可以匿名或改变性别等。一个给你写信的"12 岁女孩"可能是一个"40 岁的先生"。

❀ 伤痂为什么不能早揭

在日常生活中，受伤是常有的事，一般地说，只要伤口不发生感染，3～4天后局部就会出现一层薄薄的红褐色痂，痂逐渐增厚变硬；7～10天，硬痂会自行脱落，新生的嫩红色皮肤便显露出来。

然而，遗憾的是，在痂皮生长的过程中，由于局部发痒，有的人会用手抠、揭或者蹭掉。这样，本来不会留下疤痕的小创伤，愈后却形成疤痕。

皮肤受到损伤后，局部因受到刺激而使小血管扩张充血，浆液和白细胞从血管中渗出，而且，血液和渗出液中的纤维蛋白原很快转变成固体状态的纤维蛋白，它和残存的坏死组织一起构成凝块，进而形成痂皮，覆盖在创面上。之后，伤口开始在皮下进行修复：①缺损区周围正常皮肤的上皮细胞增生，从四周向创面中心移动；②在伤口底部长出新生的肉芽组织向上延伸。这些细胞都和痂皮紧密相连或者长入痂皮之中，直到表皮完全修复之后才与痂皮分离，并自然脱落。

如果在自然脱痂前强行揭痂，就有可能将正处于修复阶段的新生上皮细胞及肉芽组织一同"连根拔起"，甚至撕脱真皮组织，从而影响伤处的修复而产生疤痕。即使"根"没有被拔掉，也会使局部组织又一次受到损伤刺激，再次产生炎症反应，从而导致新生的皮肤出现淡褐色的色素沉着斑。

因此，当您不小心造成皮肤创伤而形成痂皮时，一定要好好保护，注意不要碰破，保持局部清洁卫生，及时擦去汗液，避免阳光直接照射，更不要抠、揭或蹭伤痂。

疾病防治

为什么感冒时鼻子不通气

感冒，通常也叫上呼吸道感染，是病菌或病毒感染了我们的鼻、咽、喉、气管而引起的。

鼻子就像一个两头通的走廊，这个走廊中间又有一堵墙（鼻中隔）把它分为2条更小些的通道，这个小小的通道就称为鼻腔。鼻腔一端与外界相通，就是我们看到的鼻孔，另一端则与口腔后部相通，气体就是打这儿进入气管的。

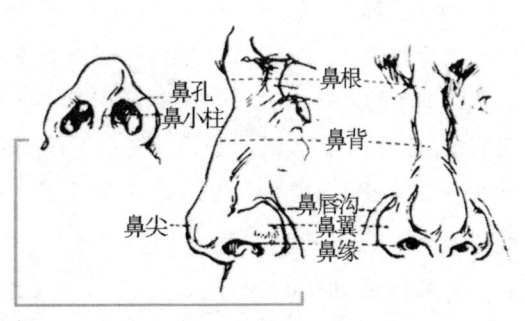

素描鼻子结构图

在鼻腔的表面有一层黏膜，黏膜上有大量的毛细血管，还有许多能分泌黏液的细胞，这些细胞平时也分泌少量的黏液。当感冒时，鼻黏膜会发炎，毛细血管会扩张，组织也会肿胀，而且这时黏液也大量分泌（即鼻涕），把个窄窄的"过道"塞得满满的，鼻子自然就不透气了。

龋齿是怎么出现的

龋病是细菌造成的牙齿破坏及缺损的一种疾病。患了龋病的牙齿就称为龋齿。龋病是一种常见病、多发病。

正常情况下，口腔内也存在大量细菌，但这时并不形成龋齿，细菌只有在形成牙菌斑后才能乘虚而入。牙菌斑是由大量细菌、糖及其他有机物质构成。它附着在牙齿上，不断分解牙齿内的有机质使牙齿遭到破坏。龋齿的发生还与口腔内的环境有关，如果牙齿排列不齐，表面粗糙就利于食物堆积、繁殖，从而为菌斑的形成创造了良好的环境。

机体的健康状况对龋齿发生也有影响。一些内分泌疾病、慢性疾病，以及机体营养不良等都会造成牙齿抵抗力下降，从而导致龋齿。

食物也是导致龋病的重要原因，一些含糖多、黏性大的食物很容易滞留在牙齿表面，而且容易发酵，这就为细菌的破坏活动创造了良好的环境。那些不易发酵的食物如水果和蔬菜等不易滞留在牙齿的表面，而且还对牙菌有磨擦和洗净作用。

牙痛怎么办

青少年的牙痛，大多是由蛀牙引起的，蛀牙是细菌侵蚀的结果。口腔里的细菌非常小，人的肉眼看不见，只有在显微镜下才能观察到它们的活动。每当我们吃过食物后，牙缝里留下了一些食物的残渣，细菌就在这些残渣里生长，还产生一种叫做乳酸的东西，时间一长，乳酸逐步侵蚀了牙齿，牙齿开始有了小洞，小洞渐渐变大、变深，使牙受到了损伤，疼痛就开始折磨我们了。厉害的还会波及牙床，脸也会肿起来。

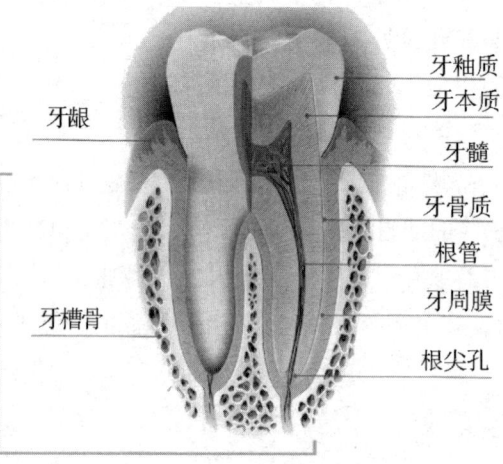

牙龈
牙槽骨

牙釉质
牙本质
牙髓
牙骨质
根管
牙周膜
根尖孔

牙齿结构图

牙痛怎么办？请你选择下面的方法试一试：

用消毒棉球蘸上十滴水，然后将它放在病牙上面，可以止痛。水也可用白酒代替。

红辣椒一只，放在火上烘烤至半焦鼓起，等到不烫嘴时，切一小片咬在病牙上，约三五分钟后去掉。如果疼痛未止，可重复一次。

牙痛时，做上下牙的叩击，速度由慢变快。只要能够忍受，就尽可能地重叩，坚持5～10分钟，疼痛就会消除。

在手掌拇指与食指间的凹处，有一个穴位叫做"合谷"。牙痛时，通过对合谷穴的按摩也能有效地止痛。当你右边牙痛时，请按摩左手掌的合谷穴，左边牙痛时，则反之。

一半醋一半冷开水相兑，用其漱口。连续反复多次，这对制止牙周炎疼痛尤其有效。最好早、晚各1次，坚持2周。

❀ 为什么会头痛

头痛的起因可有千百种。你要知道，头痛不是病，它是症状。通过头痛我们只不过是知道在某处发生了障碍——在身体的某部分或在神经系统中。

当然我们对于头痛的"机理"——体内或神经系统中发生的导致头痛的变化——也知道一些。疼痛来自头颅内的某些结构。头中引流脑表面的静脉有痛感。敏感的不是脑深层，而是脑的外膜和动静脉。这些结构有病时，你就头痛。再有，你的鼻窦、牙、耳和肌肉有病时，疼痛可以串到脑区而造成头痛。如果颈部和靠近头部的肌肉收缩时，这也可产生头痛。

你听人谈到他们的头痛问题时，你可能听到他们各自提出的原因。但这其中大部分都是一般情况，可适用于许多人。例如说，有人饿时就头痛，有人说早晨外出没有喝咖啡就头痛，或者说是"酒后"。这些情况中发生的实际上是头颅动脉的扩张——这可引起一切人的头痛。这称为"血管性头痛"。

或者某个人突然受到震荡或头部扭伤，于是开始诉说头痛。这种情况并没有什么特殊。发生的只不过是头中的痛敏结构受到牵拉，结果产生头痛。有的人可能是感情上的紧张，这会促使背部、颈部和头下部的肌肉紧张起来，其结果是引起头痛！

"偏头痛"是一种特殊的头痛，同以上这些很不相同。但你可以看出，我们称之为"头痛"的症状有很多原因。

🍀 生了冻疮怎么办

冻疮初期（溃烂前），可在患处涂上热醋或姜汁，每日 2 ~ 3 次，连续几天便可见效。也可通过灯的热烘（100 瓦的白炽灯），使血液流通达到治疗的目的。不过采用后一种方法时，有两点切记：一是不能擅自拆装灯头，以防触电。二是不能将患处紧贴灯泡，要与灯泡保持一定的距离。如果患处的皮肤感觉不很热，那就向灯泡再靠近些。反之，觉得太烫了，就离灯泡远一些。

民间还有用辣椒来治疗冻疮的做法。具体方法有 2 种：①将几只尖头辣椒放在锅中，加上一点水，熬出些辣汤，辣汤倒出后稍稍晾凉，待不烫手时，就不停地反复熏洗冻疮处。②将几只尖头辣椒浸没在酒中，7 天后，辣椒酒制成了，用它搽抹冻疮同样有效。

溃烂后的冻疮，第一步是消毒。可用 3% 的双氧水清洗患处。双氧水是一种强氧化剂，能起到消毒和抑制细菌生长的作用。第二步是消炎。既可用医院配的治疗冻疮的消炎药膏，也可用自制的蛋黄油搽抹患处，使疮口不再继续发展，并能逐渐痊愈。

蛋黄油的制作方法是：先将鸡蛋煮熟取出蛋黄放在铁勺中，在炉上用小火煎熬，待到蛋黄油熬出后，滤出蛋黄渣，便是蛋黄油了，等油冷却后就可以使用。

疮面涂上药膏或蛋黄油后，最好用消毒的纱布包扎，既可防止药膏被擦去，又可保护溃烂处不被碰破碰疼。

🍀 神经病和精神病有何不同

日常生活中，有不少人把"神经病"和"精神病"混为一谈。那么，什么是神经病和精神病呢?

要弄清什么是神经病，首先要弄清什么是神经。从解剖学上讲，神经一般指神经干，由神经纤维以及包绕它的结缔组织构成。神经系统可分为中枢神经系统和周围神经系统两大部分。中枢神经系统包括脑和脊髓，周围神经系统连于脑和脊髓，其分支分布于人体各部。神经的颜色、粗细、形态经解剖都可直接用肉眼看到，神经系统是人体最重要的一大系统，它管理着人体的其他各个系统。

神经病，是指脑和脊髓以及周围神经由于感染、血管疾患、外伤、肿瘤、中毒、变性遗传、先天性畸形、免疫反应以及代谢障碍等原因所引起的，由这些疾病所造成的瘫痪、麻木、疼病、惊厥、昏迷等。

精神病，是由人的各种精神因素所导致的大脑功能紊乱疾病。一般表现在病人的行为、思维、幻觉、智能、情绪方面，具体是兴奋躁动、思维散漫、幻觉妄想、智能痴呆、情感失调等。例如精神分裂症，就是一种最常见的精神病。患者通常有思维、情感和行为的紊乱，与周围环境不相协调的特点，有的不吃不睡，怒骂呐喊，毁物打人，不知羞丑；有的表情淡漠，语无伦次，哭笑无常。

神经病和精神病是两类性质根本不同的疾病，但是，它们之间也存在着联系，有的患有精神病的病人，也可能伴有神经系统的功能障碍，平时人们所说的"神经病"一般指的是精神病。

❈ 狐臭是怎么回事

狐臭又名腋臭、臭汗症，因其气味与狐狸身上的气味相似，故名。是部分青少年身上出现的一种皮肤疾病。患这种病的人的汗液有一种难闻的特殊臭味，特别是到了夏天，气味更大。

人体有两种汗腺，一种叫小汗腺，另一种称为大汗腺。小汗腺分布在全身的皮肤里，从人体一出生它就开始了分泌汗液的功能。它分泌的汗液无特殊气味，主要是水和极少量的无机盐。小汗腺的分泌是一种反射性活动，温热作用于皮肤温感受器，产生的神经冲动传到下丘脑的。发汗中枢发出指令，命令小汗腺分泌汗液，汗液被蒸发带走大量体热，从而降低体温。大汗腺分布于腋窝、外阴、脐部、肛门和乳头周围等皮肤里，它分泌的汗液为乳白色糊状或胶状物质，含有丰富的有机物。这些有机物本身并无臭味，由于腋下等处生活着许多细菌，它们将大汗腺分泌的汗液中的有机物分解成不饱和脂肪酸，这些不饱和脂肪酸具有臭味，于是大汗腺分泌的汗液便发出了难闻的臭味。由于腋窝处多毛，大汗腺多，出汗多，不通风，有利于细菌的生长繁殖，因而液窝处臭味明显。人人都有大汗腺，所以人人身上都有一定的气味，只不过各人的大汗腺发育程度不同，气味有浓有淡。

腋臭大部分发生在青春发育期，因为在儿童时期大汗腺不够发达，老年人大汗腺萎缩，所以儿童和老年人都较少出现腋臭，大多数有腋臭的人随着年龄增长腋臭会逐渐减轻或消失。从腋臭发生的性别来看，女的比男的多，因为女青少年的大汗腺比男青少年多，尤其在月经期、孕期味道更为严重。从遗传角度来看，腋臭有一定的遗传性，在一个家庭里或家族中，常发现同类患者。

腋臭不影响身体健康，不严重的腋臭一般不要治疗，要注意个人卫生，经常洗澡擦身，保持腋窝局部的清洁干燥。如果腋臭较为严重，可用浅层 X 线照射腋窝局部，抑制大汗腺的分泌功能，也可用手术法切除大汗腺，清除腋臭。

被猫、狗咬伤后怎么办

近年来，随着人民生活水平的提高，各地养宠物之风盛行，使得狂犬病的发病、死亡率急剧升高。那么被猫或狗咬伤、抓伤后应怎么办呢？

首先，伤口处理要及时。先用止血带（也可用鞋带、头绳代替）将伤口上下端勒紧，以防病毒扩散。然后用干净刀、剪（可用火消毒）将伤口扩大，这时为了保住性命就不能怕痛了。用空瓶、空罐头做拔火罐将局部血液吸出，用高锰酸钾液、肥皂水或醋反复冲洗伤口，再用大量清水冲洗 10 分钟，最后用浓硝酸或浓碘酒烧灼伤口。注意一点，只要不伤到大血管，伤口千万不能包扎。经过这样处理，对一般咬伤，狂犬病的发病率可降低 9～18 倍。

接着，应马上送病人到防疫站，注射抗狂犬病毒血清和狂犬病疫苗。

由于狂犬病并不是马上发作，发病前有一个潜伏期。潜伏期长短不一，有数日、数月甚至有 1 年的。不要以为当时没病或几天内没病就可以没事。

另外，咬人的狗即使不是疯狗，也可能是狂犬病毒的携带者。狂犬病也不一定非得是狗身上才有，猫也可能携带有狂犬病病毒，因而被猫、狗咬伤或抓伤，千万不可掉以轻心。

❀ 为什么要打预防针

在我们生活的环境中，存在着各种各样的细菌、病毒，换句话说，我们每个人在生活、工作中都无时无刻不在同这些微小生物打交道：有的人经受不了这些微小生物的袭击，被感染得病，但也有不少人却极少患病。这是为什么呢？

原来这一方面决定于细菌、病毒的毒力和数量，但更主要的是决定于人体的免疫力。免疫是机体的一种生理性保护反应：①可以抵抗细菌、病毒等微生物的侵袭，使人体免受其害；②可以经常清除机体内已衰老死亡的细胞或变质细胞以维持人体新陈代谢，防止癌变。无论免疫反应过高或过低，人体都会表现出疾病。

一般免疫反应可以分成2类：①非特异性免疫反应。这类免疫反应是机体在长期的种族进化过程中不断与各种细菌病毒等斗争而建立的。它是人们生来就有的，也可以遗传给后代。②特异性免疫反应，它不是天生的，而是人体在生活中不断获得的。从受精卵发育成人要经历十分复杂的过程，在这个过程中免疫系统也不断发展完善。

儿童免疫系统还不健全，对外界细菌、病毒的防御能力也差。因此，容易患许多疾病，如麻疹、小儿麻痹症、百日咳、白喉、破伤风、乙肝、结核等传染病。而成人呢，一般来讲都有一定免疫力，可以抵抗那些致病的敌人，因而很少得传染病。为了保证儿童健康成长，预防传染病发生，科学工作者制成了许多

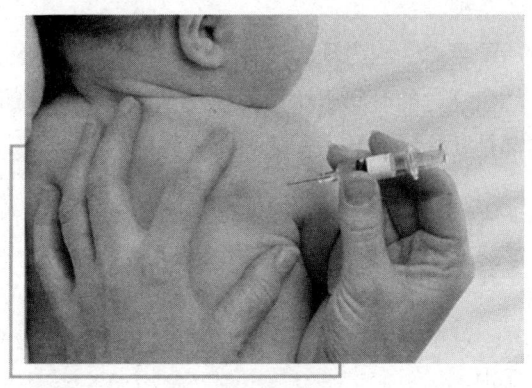

菌苗、疫苗、类毒素等制品，注射到儿童体内，使他们对疾病产生抵抗力。避免或减少传染病的发生。这就是我们通常所说的预防针，医学上叫预防接种。

打预防针的目的是使人主动地产生对某种传染病的抵抗力。现有的预防针有很多种，不同的预防针能够预防的传染病不同，如果漏种、错种，都达不到理想的效果，有时还会发生意外。因此，预防接种应该听从保健站医生们的安排，切不可自作主张。

有些孩子在预防接种后会出现一些反应，如发热、轻度皮疹等，这时只要注意休息，多喝点开水，很快就会恢复正常的。

❀❀ 打预防针怎么能防病

有些疾病人们患过以后，会获得或长或短的免疫力。可是，必须是在生过病以后才能获得免疫力，这还是很不好！人们就想，要是不用生病也能获得免疫力该多好啊！于是科学家们发明了预防接种。

科学家在搞清了自然状况下人们获得免疫力的途径后，发明了一种办法，那就是把引起疾病的这些细菌、病毒分别提纯，然后用各种方法减弱它们的毒性制成各种疫苗、菌苗。然后，让它们进入人体。因为毒性减弱了，所以并不会使人生病，但人体的免疫系统照样"记住"了"坏蛋"的面孔，在体内产生了抗体。这样，就使人在健康状况下获得了免疫力。这种为了预防某种疾病，而把疫苗（或菌苗）接种到人体的过程，就叫做预防接种。

当然，因为预防接种的疫苗或菌苗是经过减毒处理的，所以这样获得的免疫力的时间要比自然生病所获得的免疫时间要短，所以有不少的疫苗都是要接种好几次才能保持人体内的免疫力。

❀❀ 如何防治沙眼

沙眼是由沙眼衣原体引起的一种慢性传染性眼病。得了沙眼就会见风流泪。

（1）沙眼的症状：①潜伏期 5 ~ 12 天，多发生于儿童及少年时期。②双眼发病，眼部发痒、异物感及迎风流泪。③结膜充血、肥厚、乳头增生、滤泡瘢痕形成。④用放大镜或裂隙灯显微镜检查可见角膜血管翳。⑤结膜刮片染色检查有时可见沙眼衣原体。

（2）沙眼的感染：是由沙眼包涵体引起的常常累及角膜的一种慢性传染性结膜炎。由于沙眼包涵体广泛地存在于空气、灰尘、皮肤及病人的分泌物中，任何与病人分泌物接触的情况都可造成感染机会，如共用毛巾、脸盆等。所以，沙眼流行范围广，感染快，男女老幼均可患病。

（3）沙眼的预防：在孩子的日常生活中就显得尤为重要和必要。具体而言，孩子和大人的脸盆、毛巾要分开使用，特别是卫生间的固定洗脸盆，如果全家共用的话，要注意及时消毒。毛巾、手帕要经常洗晒，不要用脏手擦眼睛。

（4）沙眼的治疗：如果患了沙眼，轻度的可以使用药物治疗，但必须坚持治疗 1 ~ 3 个月，主要是点眼药；严重的就需要手术治疗，去除滤泡，或者射频消融治疗。

❀ 怎样防治红眼病

所谓红眼病，一般是指"急性结膜炎"，是由细菌或病毒引起的。它的发病很急，在感染细菌或病毒的几小时内即发病。在炎热的夏天，由于细菌或病毒容易生长和繁殖，有时会引起暴发流行。一旦感染此病，从发病到痊愈少则 3 ~ 4 天，多则 7 ~ 8 天，甚至更长时间。

这种病开始时眼睛有些发痒，感觉上好像眼内有沙粒，眼白逐渐发红，眼皮发肿，眼屎很多，早晨起床上下眼皮被眼屎粘住。由于眼屎的影响，使看到的东西模糊不清，有时还会出现头痛、喉痛、发热以及眼白下面出血症状等。如果病情严重，黑眼珠也会受到影响，引起发炎，从而影响视力。

红眼病是怎样传染的呢？主要是通过手、手帕、毛巾、公共浴室和脸盆、游泳池等接触传染的。红眼病是完全可以预防的，预防的方法主要是要养成勤洗手、不用脏手揉眼的良好习惯。洗脸时要做到分水、分巾，不用红眼病病人用过的毛巾和脸盆，毛巾要经常用肥皂洗涤晒干，挂在通风处，保持清洁、干燥。脸盆要经常保持清洁，公共毛巾要严格煮沸消毒。

一旦得了红眼病，应自觉做到不去游泳池游泳，不到公共浴室去洗脸洗澡。当然，最重要的还是尽快用药治疗。

为什么做眼保健操能预防近视

一双正常的眼睛，为什么会渐渐变成近视眼？原因有很多，其中最主要的是不注意用眼卫生。长时间用眼过度，使眼睛经常处于紧张状态，久而久之就成了近视眼。眼保健操，是针对造成近视眼的原理，运用中医学中的推拿、穴位按摩等方法，综合而成的预防近视眼的措施。眼保健操通过按摩穴位处的经络，引起条件反射，从而消除眼睛的调节和集合的紧张，恢复调节和集合的功能，这种作用中医学叫做"疏通经络，调和气血"。

在整个人体中，经络系统与血液循环系统相似，也是分布于全身的。如果某个部位发生障碍，就会产生疾病。眼保健操的穴位按摩，就是起到排除障碍的作用，使经络疏通，有利于加强血液循环，属于物理疗法。这种微弱的穴位按摩刺激，可以通过神经的反射，加强整体组织的新陈代谢，改善和增进血液循环，消除调节和集合的紧张，恢复人体的生理机能，从而起到预防近视眼的作用。

所以，做眼保健操是一种符合科学原理的预防近视眼的方法，只要坚持下去，持之以恒，做到操穴位正确，就可以起到预防近视眼的作用。

为什么儿童也会得高血压

提起高血压，人们总以为是成年人的常见病，与小儿无缘。其实不然，小儿，甚至婴儿，不仅会患高血压，而且发病率有逐年增高的趋势。根据大量研究资料的统计，发现小儿高血压约占小儿总人数的3%。更为重要的是，成年人的高血压有不少从儿童时期起就已开始发生。

那么，小儿为何也会患高血压呢？医学家告诉我们，小儿高血压可分为2类：①继发于某些疾病，如急性肾炎、肾血管病变、腹主动脉狭窄以及内分泌疾病等。②可能与遗传、肥胖以及紧张等有关。尤其是后一类原因导致的高血压，到将来很容易发展为成人高血压。因此，要争取在早期就发现那些对高血压起决定作用的危险因素，以利于有效地预防和控制高血压的发生和发展。

❀ 为什么有的人口吃

也许最复杂和最难演奏的乐器就要算人类说话用的器官了！为了能够发声和说出字来就要使用这全套器官，包括腹、胸、喉、口、鼻、横膈、各种肌肉、舌、颚、唇和齿！

发声时使用的最重要器官要数口腔、颚、双唇和舌的肌肉了。我们为什么能够把这个乐器"演奏"得这样好呢？这是因为还在我们幼年适应力最强的时候就开始学习了，而且从此以后我们就一直在练习！

显然，如果我们不能够和谐地演奏这个乐器（发音器官），那么我们说的话就会出现问题。说得不对头，我们口吃了。

当发音器官中有一个或一个以上的部分出现痉挛时，就出现口吃。我们正说的话忽然停住了；有一段间歇，然后常常继之以一段快速的重复，重复最后那个音。

口吃有各种程度，可以由只是不能顺利地发出某些字母和音节，一直到整个脸和舌、喉和肌肉都处于痉挛状态。

口吃很少在四五岁之前出现。一个孩子可能因为某个发音器官确实有问题而出现口吃。情绪的障碍也时常造成口吃。

通常人口吃时，"爆破"辅音最容易引起问题——"B、P、D、T、K"和"G"。发爆破音是先紧闭双唇中断气流，然后突然开唇。你可以自己试试看自己怎么发"B"的声音。这是爆破音！

如果教导口吃的人慢慢地读和说，仔细地发每个音节，这常可以避免口吃。自然，如果情绪障碍是造成口吃的原因，就还需要特殊治疗。

❀ 遗忘症是怎么回事

人们时常可以在报纸上看到一些报道：有人"忘了"他自己是谁了。

关于自己的过去他什么也想不起来，连自己的名字也记不起来了。我们说这个人是得了遗忘症。

我们常常会感到情绪上的波动。我们可能由于某种原因感到心里受到某种创伤，感到生气、失望或惊吓。当我们感到这种情感上的痛苦时，我们就想做点事情来解决它。举例说，一种简单的处理方法是大哭，或者脸红，或出一身冷汗。事实上，这些反应的发生是不在我们的意志控制之下。这些都是正常的反应，因为每个人几乎都有这种反应。

可是一个人也可以用完全另外一种方式对待情感刺激和痛苦。他不去面对造成他不安的问题，他却采取了另外一种反应方式使他自己感受不到这种不安心情。他"逃避"不安。他用这种方式"保护"自己免受情感上的痛苦。

这种反应的一种形式就是遗忘症。于是人的表现就好像曾经烦扰他使他不安的事情根本没有发生在他的身上，而是发生在其他人的身上！他把一切烦恼全给"忘了"。

在这个遗忘过程中他还忘记了许多与他的不安心情有联系的事情——包括他自己是谁！过去的任何事情他就是想不起来了。但是在现实生活中他可以表现得很正常。他的生活和工作表现就像另外一个人，但可能并不引起其他人的注意。

有的时候一个患遗忘症的病人可以自发地突然好了。但是在许多情况下是由精神病医生治好的。有一点很奇怪，遗忘症病愈的人却记不起来患病时的事情了。

❀ 狂犬病是怎么回事

狂犬病侵犯脑子和脊髓，因此它才危及人的生命。狂犬病是一种病毒感，染病毒是一种非常小的病原体，用普通显微镜看不见。

狂犬病病毒可以感染一切温血动物，可是人得狂犬病最常见的原因是由于病狗咬伤造成的。正因如此，人被狗咬时总要找到咬人的狗，检查它是否患有狂犬病。听之任之靠运气是不成的！

要想判断一个狗是否已经传染上了狂犬病并不太容易，因为疾病表现出来需要一个很长的时间——通常要 4~6 周。首先狗很安静，发烧，对食物不感兴趣。然后它变得激动起来，口里冒着唾沫。它开始咆哮，向人吠叫，很容易咬人。这些症状一出现，它也就没希望了。病狗在 3~5 天内就要死亡。

在人类狂犬病开始的情况和在狗身上很相似。传染上狂犬病的人一开始也是安静的。他发烧并有些异样的感觉，不久他就觉得肌肉发紧。他想喝水的时候，口部和咽部的肌肉就紧张起来仿佛痉挛一样。这种肌肉痉挛是由于神经系统的改变造成的。但过去人们认为这种痉挛是由于人们害怕水，所以狂犬病曾经有另外一个名字——"恐水症"。但这名称并不正确。

通常当呼吸肌也痉挛时就造成死亡。由此可见，这个病的预防是最重要的。咬伤处必须很彻底地清洗，在咬伤 3 天之内要注射血清。这样做是为了在病毒能够繁殖和侵犯脑部之前就消灭了它。每天注射，要注射 2~3 个星期。这一切都是为了防止病毒占有机体。

❀ 血友病是怎么回事

你知道不知道，你的血液里有一种肉眼看不见的"急救箱"，万一血管破裂，大自然便往破裂处堵上"吸水棉"，不让血液流出。当然，大自然用的并非真正的吸水棉，而是别的什么东西，其作用很像吸水棉。这指的是一种生理过程，称为血液凝固。血液之所以能凝固，是因为其中出现坚韧而有弹性的纤维蛋白长丝，其作用有如塞子，可以堵住血管破裂的地方。

每个人身体里血液凝固的速度是各不相同的。有些人的血液凝固得极慢，甚至不凝固。这种人很容易出血，血友病就是一种出血性疾病。

幸运的是，血友病很少见，但不幸的是，血友病是遗传的。这种病的遗传方式很特别，血友病只发生在男性，而且不是由父亲直接传给儿子。

患血友病的父亲把致病的基因传给女儿，女儿却不会发病，她又把这致病的基因传给自己的儿子，也就是她有病的父亲的外孙子。所以血友病是这样遗传的：病人的儿子总是正常的，而且不会传递疾病，病人的女儿也是健康的，但她的儿子会发病。

这种病既见于富人的家庭，也见于穷人的家庭。事实上，血友病曾出现于三个世界上最显赫的家族：西班牙王室、俄罗斯王室和英国维多利亚女王的子孙们。在西班牙王室和俄罗斯王室中，都出现过患血友病的王太子。

❀ 白血病是怎么回事

1847 年德国病理学家鲁道夫·魏尔啸首次识别了白血病。白血病是发生在血细胞上的一种恶性肿瘤，也被称作"血癌"。其特点是骨髓及其他造血组织中有大量白血病细胞无限制地增生，并进入外周血液，而正常血细胞的制造被明显抑制，这样一来，正常白细胞减少，免疫力不足，可出现各种感染；正常红细胞减少，可出现贫血；血小板不能正常产生，可引起出血。恶性细胞过多，可以浸润各种组织器官，引起淋巴结、肝脾肿大和齿龈增生等。

该病居年轻人恶性疾病中的首位。病因至今仍不完全清楚，病毒可能是主要的致病因子，但还有许多因素如放射、化学毒物（苯等）、药物、遗传素质等可能是致病的辅因子。

根据白血病细胞不成熟的程度和白血病的自然病程，分为急性和慢性 2 大类。根据增生细胞类型，可分为粒细胞性、淋巴细胞性和单核细胞性 3 类。主要表现为感染、发热、贫血和出血。

❀ 恐怖症是怎么回事

你见过怕高处、怕密闭的小屋的人吗？还确实有人怕拥挤的人群，怕与人接触。这种行为有一个名称：这叫"恐怖反应"，我们说这种人患有"恐怖症"。

是不是这样的人"出了什么毛病"？他们是不是"病人"？应该说不是的——但我们可以说，他们患了某些情绪障碍。某些事物使他们——或过去曾使他们——产生恐惧。这些人试图应付这种情绪障碍（可以称为"情绪痛"），就像你会试图对付躯体的疼痛一样。

我们都会对情绪应激作出反应。某些人对情绪应激感受得更为强烈，

全世界学生爱问的 300 个医学问题

或者他们的抵抗力比较弱，他们试图用一种不自然、不寻常的方式来应付这种情绪上的痛苦，这类反应有时称为"神经症性"反应。

这样的反应方式之一就是形成了恐怖症，恐怖症便是毫无道理地害怕某具体事物，如怕高处、怕密闭的处所等。恐怖症中饶有兴味的一点是，患恐怖症者害怕的事物，通常是他能避开的东西或情境，毕竟没有人会强迫别人爬到高处或进入密闭的处所。只要这些人能避开这些事物，他就会觉得好些。他并没有所谓"焦虑"感。

但是，为什么某些人会害怕某些事物，举例说，如害怕高处呢？实际情况是，他还是孩子时就确实害怕某种东西，要不然就是觉得自己害怕什么东西。可能他同时又爱又怕他的父亲，于是他就把恐惧移位到高处，高处成为他父亲的象征。因为他害怕高处，所以他就能不再面对害怕父亲这事实。

脑瘫是怎么回事

脑瘫病人无法控制自己肌肉的活动，如果人脑中3块控制肌肉运动的区域中有一块受到损伤，就会产生这种病。

其中一个区域叫运动皮层。所有随意运动都始于这里。如果它受到损伤，肌肉就会变僵。

大脑中还有一组神经细胞称为基底神经节，它能阻止或限制某些类型的肌肉运动。如果这一区域受损，人就会产生许多不自主的运动。也许是胳膊缓慢的扭动，也许是轻微的颤抖或剧烈的痉挛。

脑子的第三个区域为小脑区。这里维持肌肉的协调和平衡。如果这一区域受伤，人就会失去平衡，动作也变得笨拙。

引起脑瘫有许多原因。在人出生之前，大脑的发育可能就不正常；在怀孕期，母亲可能生病或受伤。大脑可能在出生时受到损伤。出生时婴儿呼吸困难也会阻止氧进入血液从而使神经细胞受损。

治疗是一个长期、缓慢而连续的过程。一定要实现的治疗目的不在于使病儿恢复到正常状态，而是想让病儿能自理并对社会有用，这样病儿自己也会快乐些。肌肉锻炼是治疗脑瘫儿童的最重要的办法。

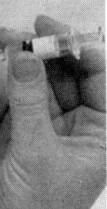

✿ 肝病是怎么回事

肝脏是一个沉默而没有痛觉的器官。肠胃病了，它会通过呕吐、疼痛、腹泻等方式来告诉你；肺脏病了，也会通过咳嗽、发热、胸闷、胸痛等来提醒你。心脏、肾脏也都一样，用各自独特的方式警示你，它病了。可是肝脏不一样，直到医生告诉你，你患了肝癌，肝硬化导致静脉曲张了，腹水形成了，你才惊觉地问："天啦，肝病是什么时候开始侵害我的身体？……"并因此而困惑，甚至烦恼、恐惧、无助。

常见的肝病有肝炎、肝硬化、肝脓肿、原发性肝癌等。肝炎主要以慢性肝炎为主，按病因学分为慢性病毒性肝炎、自身免疫性肝炎、药物毒性肝炎、遗传性疾病以及其他原因不明的慢性肝炎。

肝病的表现是很隐晦的，最突出的症状就是疲倦乏力和不思饮食。常见症状有胀痛或不适，恶心，厌油腻，食后胀满或有黄疸，口干，大便或干或溏，小便黄，或有低烧，头昏耳鸣，面色萎黄无华等。如果是肝硬化，除有肝炎的临床表现之外，还有腹水、腹壁血管突出、周身水肿、尿少、肝掌、蜘蛛痣，严重者还可能大出血。为了尽早发现肝病，及时做检查是非常重要的，发现自己有上述情况，应该先上医院检查乙肝两对半、肝功能、肝脏 B 超等。

我们通常说的肝炎，是肝脏炎症的一般术语。可指一组病毒性疾病，即通常所说的甲、乙、丙、丁、戊型肝炎，5 种肝炎病毒通过不同途径传播，是常见的严重传染病之一，其共同特征是感染肝脏并引起肝脏发炎。另外也有由于滥用酒精、使用药物或摄入了环境中毒物引起的肝炎。

现在人们日常所说的"肝炎"，指的是病毒性肝炎。病毒性肝炎有 5 位"成员"：甲型肝炎、乙型肝炎、丙型肝炎、丁型肝炎和戊型肝炎。而乙肝是一种世界性传染疾病，中国是乙肝的高发区。

✿ 怎样呵护自己的肝脏

（1）忌。就是忌贪杯。青少年应当不饮酒，特别是不要饮烈性酒。酒精主要成分为乙醇。酒精进入人体后，被氧化成乙醛，在此过程中有一种叫乙醛脱氧酶的物质，将乙醛氧化为醋酸，并分解成二氧化碳和水。乙醇和乙醛这两种物质都有直接刺激、伤害肝细胞的毒性作用。慢性肝炎患者（如乙肝、丙肝、肝硬化）饮酒更是雪上加霜，难免出现肝炎复发或是肝功能衰竭，甚至诱发肝癌。

（2）均。就是营养均衡。大量高脂肪、高糖类饮食摄入，使机体产生大量的热能和脂肪，加上平常缺乏运动，很容易使心血管和肝脏等主要器官发生异常。因此，应该格外注意营养均衡。平常用餐宜多食各种蔬菜、豆制品、水果等，每天喝 1 杯牛奶，进食 1 个鸡蛋、100 克精瘦肉（如牛肉、猪肉、鱼肉等）、3 种蔬菜、2 种水果，这样对于保肝养肝大有好处。

（3）洁。就是饮食要洁净。不洁饮食，尤其是熟肉制品、生猛海鲜，容易含有各种肝炎病毒，一旦食入，有可能导致急性肝炎发生。

（4）慎。就是慎用药物。俗话说"是药三分毒"、"世界上没有无毒的药物"，不论是中药或西药，都有一定的毒副作用，有病用药一定要到正规医院在医生指导下进行，各种"自治"要不得。

（5）防。就是注射疫苗。肝炎疫苗安全性高，预防成功率达90%以上，所以应积极注射肝炎疫苗。对于平常肝脏不太好的患者，如乙肝、脂肪肝、肝硬化等，讲求预防和治疗同时进行。预防主要是指合理饮食、起居规律、定期复查、适度锻炼；治疗是指严格按照正规医院的医师制订的方案进行治疗。

乙肝能否根治

这是一个很模糊的问题，必须具体分析，不能一概而论。

乙肝病毒感染一般可分为一过性感染（主要有急性肝炎和不显性感染）和慢性持续性感染（主要包括慢性肝炎和无症状乙肝病毒携带者）。如果是较大儿童（7 岁以上）或成年人感染了乙肝病毒，不管是无症状能产生特异性免疫应答的隐性感染，还是有症状的显性感染（表现为急性肝炎），其中绝大部分感染者为一过性感染，他们体内的乙肝病毒最终将会被彻底清除，只有极少数感染者成为慢性乙肝病人或慢性乙肝病毒携带者。由于急性感染多呈自限性经过，所以其治疗并不复杂。急性肝炎的治疗包括合理的休息、适当的营养和必要的药物，以休息和营养为主，用药种类不宜太多，以免加重肝脏负担。至于隐性感染，多数难以发现，往往不知不觉之中病毒已经清除了，并且获得了特异性免疫力。不管隐性感染还是显性感染，机体在清除病毒过程中产生的特异性免疫力都对机体有保护作用，能够抵御乙肝病毒对机体的再次侵袭。

不管是慢性乙肝病毒携带者还是慢性乙肝病人，体内病毒自然阴转的可能性都很小，即使再加上药物、免疫压力等因素的作用，其 E 抗原阴转的概率也不过在 10% ~ 30%，表面抗原阴转的可能性更小（低于10%），核心抗体几乎不阴转。即使出现了 E 抗原阴转，还要区分是自然阴转还是变异阴转，因为 E 抗原的变异阴转并非好事，这种变异可使乙肝病毒逃避免疫监视，从而影响肝炎的预后。当然，自然阴转比较理想，可使宿主传染性降低或消失，病情趋于稳定。但总的说来，慢性持续性感染，主要是慢性乙肝的治疗是迄今未解决的难题。

至于慢性乙肝病毒携带者，不论采用什么方法，其清除率更低。面对这种情况，在治疗乙肝病毒持续性感染时，应从抗病毒、机体免疫调节等多方面采取措施。当前抗病毒治疗的终点并非彻底清除病毒、使乙肝病毒的各项血清标志物转阴，而是持续抑制病毒复制，使肝脏炎症缓解，阻止肝纤维化进程，并使宿主传染性降低。目前国内外关于乙肝的疗效标准，均无乙肝病毒阴转这一项。由此可知，对于乙肝病毒的慢性持续性感染而言，病毒的彻底清除殊非易事；而病毒得不到彻底清除，所谓"根治"也就无从谈起。

综上所述，对乙肝我们提倡科学的规范化治疗，目前医学界已经积累了丰富的治疗经验，绝大部分可以达到临床治愈——注意不是"彻底治愈"。

🦋 骨髓移植是怎么回事

在人体骨松质内，有许多红色骨髓。红骨髓内有许多造血干细胞，它们进入血液后会"长成"各种血细胞，而且造血干细胞还能"自我生产"，

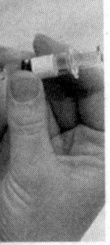

产生更多的造血干细胞。我们由此可见骨髓的重要性。如果造血干细胞有病或有缺陷，则马上会影响到造血功能和免疫功能（白细胞有免疫功能），例如白血病患者。

白血病可以通过骨髓移植来治疗。骨髓移植，简单地说就是把功能正常的造血干细胞移植到病人体内，取代原来有病的造血干细胞，从而恢复病人的造血和免疫功能。

骨髓移植治疗疾病有 2 种情况，一种比如白血病，先将病人自己的白血病细胞全部杀灭然后再移植正常的造血干细胞，这样重新长出的各种血细胞就都是正常的了。

另一种情况是用于淋巴癌的治疗。治疗淋巴癌，必须尽量地杀伤杀死肿瘤细胞，然而，在消灭"敌人"的过程中必然会严重地损伤"我军"力量，即损伤骨髓内的造血干细胞。这时可以在治疗前先将病人的骨髓抽出，做短期的体外冰冻保存，待化疗或放疗后，再把病人自身的骨髓移植回他身体内。

人体内骨髓的含量是很大的，献出一点骨髓，对供血者本身并无多大损失和危害！

❀❀ 什么是癌症

癌症由身体里一些不断生长的细胞组织构成，它们不遵循正常的生长方式。癌细胞会从原发部位蔓延到身体的远隔部位。除非把癌瘤切除或破坏掉，否则它会导致病人的死亡。

身体细胞总是在生长。细胞衰老消失后，它们的位置便被与它们一模一样的新细胞所取代。但癌细胞的形状和行为都与正常的身体细胞不同。癌细胞的外形好像原发部位原有细胞的幼年阶段，但在显微镜下检查便能发现癌细胞与正常的幼稚细胞很不相同，根据这些不同便可以确认它们是癌细胞。

癌细胞分裂、数目增多之后，并不会变成完全成熟的细胞并就此停止增殖，相反，它们永远年轻，继续增多，直至造成危害。

癌细胞生长时，不会留在原处不动，却会向周围蔓延，侵入正常细胞之间。癌细胞的数目可能变得极大，大到使癌瘤所在部位的正常细胞无法继续行使功能，甚至死亡。如果癌细胞进入血流，就会被血流带到身体的远隔部位。癌瘤会长成巨大的团块，干扰正常细胞的活动。

除非癌瘤的生长和扩散受到制止，否则病人会因此死亡。定期进行体格检查以及早发现癌症，在癌症广泛蔓延之前治疗，都是十分重要的。

癌症不会通过接触在人与人之间传播。还没有能治愈一切癌症的药物。医学的重要目标之一便是充分了解癌症的性质和原因，并找出预防和治疗癌症的方法。

❀ 艾滋病是怎么传播的

20世纪70年代末80年代初，欧美国家开始流行一种很奇怪的疾病。病人大多表现为肺炎似的症状，如长期发热、咳嗽，有些病人表现为慢性腹泻，体重减轻，以后又出现霉菌感染。但奇怪的是，对于这种看起来很普通的症状，使用任何药物都没有效果，大约4~5年后，这些病人几乎都被死神夺走了生命。为了揭示这种可怕疾病的内幕，科学家经过大量调查研究，在1981年终于发现了此病的病原体——一种毫不起眼的病毒。正是这种病毒，像瘟疫一样，在世界范围内迅速蔓延。由于该病能使人体免疫功能几乎失去作用，所以被命名为获得性综合免疫缺乏症，英文缩写为AIDS，汉语读音为艾滋。

艾滋病在短短数年内便席卷全球，世界上任何一个国家都未能幸免。艾滋病已成为当今人类面临的最严重的健康威胁之一。

目前，治疗艾滋病还没有特效药，有些药物仅能改善患者症状和延长一些生存期，但有毒副作用。由于艾滋病尚无疫苗预防，发病后又无特效药治疗，且死亡率极高。

研究证明，艾滋病的主要传播媒介为血液、精液和其他体液（包括唾液、母乳等），主要的传播途径是同性恋、两性不健康的性行为、输血、打针、分娩和哺乳。它不会通过空气传播，不会经蚊虫叮咬传播，也不会经共用饮食、游泳、劳动、握手、同用厕所而传播。所以只要一个人能够洁身自爱，坚决杜绝不正当的性行为，不吸毒，慎用血液及其制品，这样就不会染上或传播艾滋病。

🍀 艾滋病毒怎样摧毁人的免疫系统

造成人类艾滋病的元凶是艾滋病病毒（英文简称 HIV）。这种病毒十分微小，一个针尖上居然能容纳约 16000 个病毒颗粒。尽管它这样微小，但对人的免疫系统却有着骇人的杀伤力，并最终将其摧毁，这个过程是怎样进行的呢？

当艾滋病病毒借助人的不正当性行为，或者通过受污染的注射器进行静脉注射等途径进入人体后，首先攻击的目标是辅助性 T 淋巴细胞。

辅助性 T 淋巴细胞在人类免疫系统中具有十分重要的作用，它是协调者，可以通过传递化学信号刺激机体产生专一的抗体来抵抗入侵者，还能控制人体免疫系统中其他几类细胞的发育。

入侵体内的艾滋病病毒颗粒，由蛋白质及核糖核酸（RNA）组成，RNA 上载有整个病毒颗粒的遗传信息。由于辅助性 T 淋巴细胞表面存在着识别艾滋病病毒的受体，能与艾滋病病毒发生结合。这种结合具有很强的专一性，就像一把钥匙只能开一把锁那样，严格匹配。一旦病毒与受体结合，可怕的事情就发生了。病毒将自身的 RNA 注入到辅助性 T 淋巴细胞中，再通过反转录酶将 RNA 转录成 DNA，合并到辅助性 T 淋巴细胞的 DNA 中。进入到辅助性 T 淋巴细胞的病毒 DNA 并不马上兴风作浪，它可以保持相当长时间的缄默。可是，一旦机体的免疫系统为了抵抗其他新的入侵者而被激活后，被感染的辅助性 T 淋巴细胞便会大量繁殖，从而产生无数艾滋病病毒颗粒。这些病毒颗粒从辅助性 T 淋巴细胞中释放出来，一方面杀伤大量的 T 细胞，造成免疫系统的第一防线崩溃，另一方面进一步攻击免疫系统的其他细胞，最后彻底摧毁整个免疫系统，使机体丧失免疫功能。

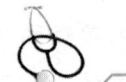

日常保健

怎样刷牙最科学

正确的刷牙方式，应该是顺着牙缝上上下下刷，里里外外刷。刷上牙时往下，刷下牙时往上，刷上下牙的咬合面时，将牙刷按在牙面上来回刷。刷完外面再刷背里。刷上牙背面时，将牙刷头朝上，竖起往下刷，刷下牙背面时，将牙刷头朝下，直起往上刷，这样才能把牙缝中的食物残渣和细菌刷掉。

另外，在日常生活中，许多人爱用牙签挑剔牙缝中留存的食物。这个习惯并不好。有时不小心，牙签会把牙龈戳破，使口腔里的细菌侵入，造成牙龈发炎、肿痛。牙与牙之间也会被挑剔得更加稀疏，使食物更易嵌入。

为什么锻炼能增强体质

人体的呼吸系统（主要是肺），是专管吸收氧气和排除二氧化碳的。由于肌肉活动的需要，肺的工作量大大增加了，呼吸的深度和次数比平常安静时都要增加。肺从外界吸进这么多的氧，怎样才能送给肌肉呢？这就需要人体的运输线——血液循环来沟通。这时，血液在血管中就像一列列满载的"车厢"，在"车头"——心脏的推动下，向四面八方前进。心脏承受这样大的任务，就要加大它的"马力"，于是心脏跳动的次数和每次排出的血量也都增加了。

肌肉收缩时所消耗的能量物质，除肌肉本身具有的一部分外，还需要从人体的"仓库"——肝脏中来提取，而血液从肝脏中运出的养料，又是由消化系统不断从外界摄取、吸收而积存的。与此同时，肌肉活动所产生的其他废弃物，要由排泄系统消除，使人体内部环境保持经常的清洁。内分泌系统呢？它这时也积极发挥作用，配合着神经系统参与对全身的指挥和调节。

一句话，体育锻炼虽然由肌肉参与，但其他各器官、系统都会随着发生各种变化，比安静时发挥出更大的机能能力，从而使人体得到锻炼。此外，在游泳过程中，我们同大自然斗争，自然界的各种因素也就作用于人体。像日光的照射、水的刺激、空气的变化等，都使人不仅提高了对外界环境的适应能力，还从大自然中吸取了许多营养（日光中的紫外线，空气中的阴离子，水中的矿物质等等），使人体机能得到改善。

通过体育锻炼，人体内部发生了变化，机能不断提高，体质也就增强了。我们主张锻炼的形式要多种多样，以使身体得到全面发展。然而，无论进行哪种体育锻炼，都要循序渐进，持之以恒。只有反复长期地锻炼，才会不断促进人体的发育，增进身体健康，增强体质。

✿ 体育锻炼对骨骼有什么作用

骨是由有机物和无机物构成的。有机物使骨具有弹性，无机物使骨坚固。骨的组织包括骨膜、骨质和骨髓。在儿童少年时期，骨的生长发育主要是靠骺软骨的不断增生骨化，使骨的长度不断增加；骨膜内的造骨细胞在骨质外层不断沉淀钙盐，从而骨质得以加厚，使骨更加粗壮、坚固。

那么体育锻炼对骨骼有什么作用呢？人体在长期坚持体育锻炼时，新陈代谢加强了，使骨的血液供给得到改善。血液通过骨膜内的血管传递给骨膜内的造骨细胞，于是造骨细胞的功能更加活跃，从而促进骨细胞的分裂、分化活动，使之更好地参加骨质的形成，完善骨的形态。

经常性的体育锻炼，可以在很大程度上改善骨的结构和骨所受的压力、张力，从而使骨小梁的排列随着压力、张力的变化而更加整齐、规律。

骨的发育也受机械力的影响。受压力大的地方比受压力小的地方发育得快，因此在体育锻炼时，可通过各种运动和练习，使骨受到不同程度的适当的力，借以加强骨的正常发育。

如果坚持进行锻炼，骨的形态结构和性能都发生了良好的变化：骨密质增厚，骨变粗，骨小梁的排列更加整齐而有规律。这些变化，增加了骨骼的物质代谢，保持骨骼弹性，从而提高了骨的抗折、抗变、抗压缩和抗扭转等方面的性能。

❀ 运动能使人变得更聪明吗

所谓人的聪明和灵巧是指一个人的反应既要迅速又要准确，这主要要看一个人的神经中枢的功能如何。

我们知道，神经中枢主要是由大脑、小脑、延脑、脊髓等组成。大脑皮层是总指挥。

当大脑皮层受到刺激后，就会发出冲动，下达命令，作出反应，人们把这段时间叫做运动反应潜伏期，一般人需要 0.3～0.5 秒，而经常锻炼的人需要 0.15 秒，优秀的运动员则更短，只需 0.1 秒，甚至更短。

大脑活动的基本过程是兴奋和抑制的交替。人在运动时，管理运动的脑细胞和神经经常处于迅速的兴奋和抑制的交替过程中，久而久之，大脑的调节功能、活动的强度、反应的灵活性以及准确性等便能得到很好的发展。所以，经常锻炼的人，大脑皮质的兴奋和抑制就转换迅速、准确，说动就动，说停就停，灵活省力，而且事半功倍。

要看一个人思考的速度和智力，往往可以测定一个人脑细胞的反应速度，这个除了遗传因素影响外，经常进行体育锻炼也可以促进这种能力的提高。

❀ 哪些运动适合青少年

（1）球类运动：打篮球、踢足球、打乒乓球、打羽毛球都可以。

（2）田径运动：锻炼时可根据自己的爱好、身体条件、家庭条件参加多种多样的体育锻炼，如跑、跳、投的田径运动。

（3）游泳、体操、武术：青少年的运动，不必受到过多的限制。

（4）俯卧撑：俯卧撑除了锻炼胸大肌外，还能锻炼前锯肌、三角肌前束、肱三头肌及前臂肌群，也能使腹直肌、腹内斜肌、腹外斜肌、髂腰肌、股四头肌及小腿肌群等得到锻炼。

（5）杠铃：此动作主要是锻炼胸廓上部的肌肉，扩大胸廓并发展力量。

青少年最适宜打篮球，不但可以长高，锻炼完美的体形、身体协调性和反应速度，还可以结交很多朋友，培养交际能力、团队意识和健全人格。

锻炼的重点有两方面，一是培养参加锻炼的兴趣和习惯；二是全面提高身体素质，如力量、柔韧、协调、平衡、肌肉耐力、心肺功能。参加锻炼的种类越多，身体的发展就越全面，身体的协调性就越好，做动作时就越轻松自如，而且还有利于学习掌握新动作、新技能。

怎样锻炼最科学

（1）锻炼时要调节好自己的情绪。明确锻炼的目的和意义，讲究锻炼的科学性和兴趣性，调动锻炼的自觉性和积极性，从而在锻炼过程中使自己处于良好的兴奋情绪中。

（2）注重身体的全面锻炼。体育锻炼过程中，不但要注意身体各部位的协调发展，同时也要发展力量、速度、耐力、柔韧、灵敏、平衡等各项身体素质，提高生活劳动所必需的跑、跳、投掷、攀登和游泳等实用技能。在锻炼中培养果断、机敏、勤奋、吃苦耐劳、大胆沉着的意志品质，起到健身、强身、养身之功效。

（3）音乐、棋类可提高锻炼效果。音乐能调节运动时的情趣，在优美动听有节奏乐曲的伴奏下，能消除运动带来的疲劳。棋类活动是一项比智力、比体力、比技巧、比意志的全面竞技体育运动项目。它同样可以起到开发智力，增强体质的作用。

（4）锻炼应掌握时间和量。体育锻炼要遵循人体的生理功能规律，而不是时间越长、越剧烈越好。每天活动持续时间为 1 小时左右，运动量和运动强度要逐渐增加，在锻炼前做好充分的准备活动。

🍀 如何处理锻炼中的不适

（1）防止运动中的抽筋现象。抽筋常发生在身体受到寒冷刺激或夏季运动时出汗较多，以及身体过于疲劳和神经系统过分紧张的时候。因此，冬季锻炼要注意保暖；夏季要多喝淡盐水来补充体液；游泳前要活动热身，或用凉水泼浇身体，使人体对冷刺激预先有所适应。解除抽筋的方法主要是牵拉抽筋的肌肉，使它伸展和松弛。例如，小腿后部肌肉抽筋时，可用手握住该下肢向身体方向牵拉，还可局部按摩；或用拇指掐承山穴（小腿后面正中），掐涌泉穴（足心凹陷处）等都能帮助解除抽筋。

（2）长跑时出现腹痛的处理。由于运动而引起的腹部疼痛称之为"运动性腹痛"，如肝脾瘀血产生的疼痛；运动还能引起呼吸肌痉挛、胃肠痉挛或功能紊乱等。这种由于内脏器官跟不上运动器官活动而产生的不协调现象，生理学上称之为"极点"现象。一旦在运动中出现腹痛，即应减慢运动速度，降低运动强度，加深呼吸，用手按压疼痛部位或弯腰慢跑一段距离，一般疼痛即可减轻或消失，通常也称"第二次呼吸"。

（3）体弱多病如何锻炼。早晨在室外进行徒手体操，并配合正确的呼吸练习（鼻吸气、口呼气，并延长呼气时间）。①牢记"锻炼是健身之王，步行是运动之王"这句名言。在清晨或下午进行定距离和定量的室外走路，在走的过程中，快慢交替。②练易于调节运动量的项目，如太极拳。锻炼要循序渐进，在不刮风的环境下进行室外深呼吸练习，根据自己情况适当地进行冷水锻炼和日光浴。

🍀 如何预防脚臭

（1）选择透气性较好的鞋袜。由于青少年平时运动量非常大，所以选择透气性好的鞋袜是非常重要的。和"朝九晚五"的上班族不同，一般不建议青少年朋友平常穿皮鞋，最好是穿透气性好的各种休闲鞋和棉袜为宜。参加体育活动尽量选择透气性好的运动鞋。

（2）坚持每天洗脚。青春期是一生中汗液分泌最旺盛的时期，运动一天以后，脚分泌出的汗液发出臭味也是难免的。所以青少年一定要养成每晚用温水洗脚的好习惯，这样不但可以去除脚的异味，还可以消除疲劳，促进脚的血液循环。古人说的"天天洗脚，胜似吃补药"就是这个道理。

（3）鞋袜要勤洗、勤换。不少男孩都会有一双"臭球鞋"，连自己换的时候都要掩鼻。穿过这样的鞋以后，脚的气味也就可想而知了。科学的做法是不要连续数天穿同一双运动鞋，每次穿完运动鞋后应用酒精擦拭鞋内，以消除异味，并且定期清洗。脚汗重的人最好再加垫一双棉质鞋垫，做到穿完后及时清洗、晾干。袜子应该每天用肥皂清洗或用开水烫洗，起到消炎灭菌的作用。

（4）在公共场合注意脚的卫生。应避免在公共场合使用公用的拖鞋、擦脚巾等，不应该借穿别人的鞋子，以防止足癣、甲癣、脚气的传染。

❀ 运动时为什么会抽筋

"抽筋"在医学上叫肌肉痉挛，是肌肉不自主地强直收缩。在体育运动中最容易发生"抽筋"的肌肉是小腿的腓肠肌，其次是足底的屈拇肌和屈趾肌。引起肌肉疼挛（抽筋）的原因主要有以下几种：

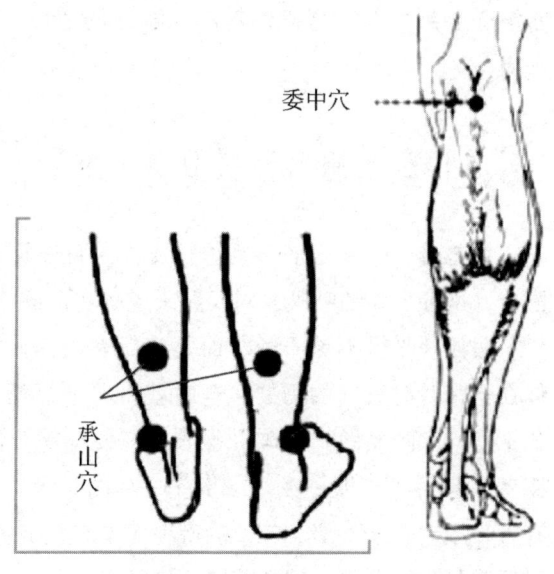

（1）大量排汗。进行剧烈运动时（尤其是夏天），由于大量出汗引起失水失盐严重，使体内电解质的平衡发生紊乱，体内氯化钠（盐）的含量过低，引起肌肉神经的兴奋性增高而发生肌肉疼挛。

（2）肌肉收缩失调。在运动中，由于肌肉快速的连续收缩，放松的时间太短，导致肌肉收缩与放松的协调关系被破坏。特别是局部肌肉处于疲劳状态时，更容易抽筋。

（3）寒冷刺激。在寒冷的环境下进行体育活动时，如果没有做好准备活动或准备活动不充分，肌肉受寒冷的强烈刺激，常常引起抽筋。另外局部肌肉有微细的损伤时，也可引起肌肉痉挛。

抽筋时，牵引抽筋的肌肉，几分钟后即可缓解。例如，腓肠肌抽筋时，先让患者平坐或仰卧，伸直膝关节。牵引者双手握住患者足部并抵于牵引者腹部，利用牵引者躯干前倾的适当力量，将患者缓慢的背伸，但要注意，不能用力过猛。此外，还可以配合局部按摩，如重推、揉捏、按压、点穴（承山穴、涌泉穴、委中穴等），以促使抽筋的肌肉缓解。

为了预防运动中出现抽筋现象，在运动前应充分做好准备活动。对容易发生抽筋的肌肉可事先进行适当按摩。冬季室外锻炼时要注意保暖。夏季进行剧烈运动时应注意补充盐分、水及维生素 B_1 等。游泳前要先用冷水淋湿全身，以提高机体对冷水刺激的适应能力。

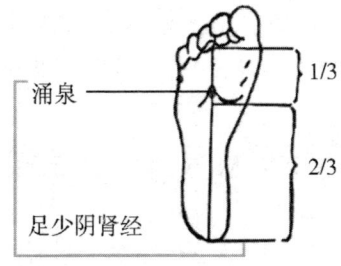

为什么长跑时呼吸节奏很重要

长跑时，呼吸比平时要深，要长，而且要和步子的频率有节奏地加以配合。这种形式的呼吸，对长跑来说确实很重要。

假如呼吸得不深不长，而是短促表浅，肺的通气量小，就不能满足人体在长跑时对氧气的需要，这时就将欠下氧债。氧债欠多了，跑的时间就长不了。呼吸要做到均匀和深长，就要与跑步的动作结合起来。大部分长跑者都采用"二步一吸，二步一呼"的呼吸法。但个人的特点不一样，也有人采用"三步一吸，三步一呼"的方法。经过反复的练习，形成了习惯，以后跑起来无形之中就会感到动作轻松有力，呼吸自如。

如若呼吸的节奏混乱，就要影响动作的协调性，并且也会造成呼吸困难，使生理"极点"过早出现，消失得也晚；氧债也会欠得过多，甚至无法跑完全程。因此说长跑时的呼吸节奏很重要。

🍀 游泳时如何保护眼睛

游泳很容易引发眼睛疾病，最常见的是急性结膜炎（即红眼病），大多数是由细菌、病毒感染引起，最明显的症状就是眼部充血（即红眼睛），还会导致急性结膜炎并发症。特别是戴着隐形眼镜的游泳者，角膜上皮细胞会缺氧，镜片的移动会损害角膜上皮，造成细胞死亡脱落，这样病菌就会侵入伤口，造成发炎。

防护措施：①游泳池必须按照规定及时换水和进行消毒；游泳者尽量选择水质好、污染少的游泳场所。②游泳前后最好滴一两滴抗生素眼药水，游泳过程中最好不要用别人用过的毛巾等物品。③游泳时不能戴隐形眼镜，潜水时尽量把眼睛闭上，有条件的，游泳时最好戴游泳防护镜。④在游泳活动中尽可能不用手搓揉眼睛，患有高度近视者不能头朝下跳水，以免引发视网膜脱离。⑤切记游泳后，及时用干净水洗脸、洗澡，并用抗生素眼药水滴眼一次。

在游泳池里游泳，因受到漂白粉消毒剂的轻度刺激而引起的结膜炎，常常是在出水以后眼睛有轻微发红，数分钟至数小时以后就会自行消失，一般不必到医院治疗。但如果症状有加重趋势，感染了急性结膜炎，不要擅自滴眼药水，以防感染加重，最好到正规医院看医生。

🍀 游泳后为什么容易饿

游泳是一项运动量很大的全身运动，游泳时身体的各个部位都参与活动，手指和脚趾也都发挥着很大作用，因此身体能量消耗很多。游泳时全身泡在水里，水温一般比人体的体温低，水又是优良的热导体，所以人在水里散热很快。据估计，人在12℃水中停留4分钟所散失的热量，相当于在同温度的地面上停留1小时所散失的热量。人体运动时能量和维持体温的热量都来源于我们所吃的食物。能量和热量消耗多了就需要补充，消耗的越多需要补充的也就越多。所以游泳后身体的饥饿感很强，吃得香，吃得多，借以补充游泳时身体消耗的大量能量和热量。

❀青少年饮食要注意什么

（1）饮食要定时、定量。食物经过口腔的咀嚼后进入胃中，在胃中初步消化后进入小肠，食物中大部分营养物质在小肠被吸收。伴随这个过程进行的是大量消化液的分泌和胃肠的机械蠕动。饮食定时、定量，对消化系统是良性刺激，消化系统就会形成条件反射，使胃肠的工作、消化酶的分泌节律化、高效率。

（2）创造良好的进食环境。环境会影响食欲，所以吃饭时环境要安静，尤其要防止吃饭时大声说笑或争吵动怒。咀嚼和吞咽是一个协调的运动过程，边吃饭边高谈阔论，或大笑大嚷，不仅影响消化，还会影响和破坏吞咽动作的协调运动，使食物呛入气管，骨刺卡住喉咙，惹出意外事故。

（3）吃饭要细嚼慢咽，注意力集中。细嚼慢咽具有 4 种作用：①使食物颗粒变得更小更细；②唾液分泌增多，使唾液与食物充分混合，充分发挥唾液中溶菌酶的防病作用；③能反射性地促进胃肠中消化液分泌增多；④使面部肌肉得到运动和锻炼。细嚼慢咽为食物进入胃肠的进一步消化做好准备，可以提高消化吸收营养素的效率。注意力集中的目的在于可帮助中枢神经系统的功能，提高消化吸收效率，也可防止食物进入咽部、食管或气管。

（4）忌偏食和挑食。偏食是指只喜欢吃某几种食物的不良习惯，挑食是指在就餐时只吃自己喜爱的食物，排斥其他食物。这种饮食习惯对于青少年来说是有害的，原因是偏食与挑食违背了合理营养与平衡膳食的要求，并可能造成因某些营养素不足而引起的疾病，如缺铁性贫血（缺铁）、龋齿、生长停滞或迟缓（缺锌）等。

（5）防止厌食。部分青少年有食欲不佳、进食不足等现象，尤其是青春期少女，在不健康的审美观的指导下，为追求苗条进行节食，久而久之，出现精神性厌食症，这比偏食、挑食对健康的危害更大。这种不良的饮食习惯不仅容易造成营养不足，从而延迟发育，还会损害内脏器官，引起疾病。

（6）注意食品卫生。要保证食品新鲜，不吃生冷、馊败变质的食物。饭菜要烧透煮熟，隔夜的饭菜一定要回锅，以免因食入不新鲜、不卫生或腐败变质的食物引起急性胃肠炎甚至食物中毒等。

🍀 健脑食品有哪些

大脑结构的复杂和精细程度，功能的高超和完备程度，都是无与伦比的。人的一切活动，包括语言、情感、行为等，无一不受大脑的支配和调节。尽管脑的重量仅占人体重的2%左右，但其血流需要量占全身的15% ~ 20%，氧的需要量占全身的25%，每小时需要消耗4 ~ 8克葡萄糖。可见，脑是一个消耗特别大的器官，随时都需要供给养料。

大豆、鱼类、肉、蛋、牛奶、菠菜、胡萝卜、麦类、芝麻、核桃、海藻和水果等都是理想的健脑食物，因为这些食物中含有保护大脑所必需的营养物质，如不饱和脂肪酸、蛋白质、维生素、微量元素等。具体介绍如下几种：

（1）鸡蛋含有大量蛋白质、脂肪、无机盐和维生素，这些都是大脑新陈代谢不可缺少的营养物质。鸡蛋所含的乙酰胆碱，是大脑完成记忆所必需的。因此，青少年如果能每天早餐吃1个鸡蛋，不仅可提高早餐质量，使整个上午具有充沛的精力，且可强身健脑。

（2）小米含较多的蛋白质、脂肪、钙、铁和维生素B等营养素，是健脑的主食。此外，小米还有防治神经衰弱的作用。平时吃些小米饭、小米粥，对脑的健康大有裨益。

（3）动物肝脏和肾脏均含较丰富的铁质，铁质是组成红细胞的重要成分。铁质供应充足，红细胞运输氧的功能就强，脑子就可以得到充足的氧气，从而才思敏捷，记忆力强。

（4）核桃、葵花子均含有较多的优质蛋白和脂肪，脂肪所含的不饱和脂肪酸是构成人体大脑的主要物质，是大脑不可缺少的建筑材料。

（5）黄花菜是蔬菜中营养价值较高的一种，其蛋白质、脂肪、钙、铁的含量是菠菜的15倍，维生素B_1含量也较高，具有安神定志的作用，故被人们称为"健脑菜"。

❖ 哪些蔬菜有健美作用

白菜是人们日常生活中最常用的食物之一，是绿叶蔬菜的主要代表。白菜含水量高，约为95%，所以热量低。白菜还含有大量纤维素，是减肥的佳品。白菜还含有机体所需维生素 C 及胡萝卜素、钙、磷、钾等矿物质。白菜味甘，性温，有利肠胃、除胸闷、通便等功效。

菠菜中的蛋白质含量较其他绿叶蔬菜稍高，比白菜高2倍。菠菜含有较多的胡萝卜素（维生素 A 原），是白菜的数倍，且易于吸收，菠菜含维生素 C、维生素 B_6 也不低，含矿物质（如钙、铁、镁、钾、锌等）较高，但其是低磷食物，与蛋、鱼、肉、豆类等一起食用，可使机体保持合适的钙、磷比例，对机体的骨骼健康有良好的作用。

萝卜有"小人参"之称，这是因为萝卜营养丰富和有很好的药用价值。萝卜的水分含量高达94%，热量低，有减肥作用。萝卜含维生素 C 以及钙、磷、烟酸等机体必需营养素丰富，其健美作用较高。萝卜的药用价值很高，其含的多种酶及芥子油等挥发油，可促进胃肠蠕动，增进食欲，帮助消化，预防便秘的发生，还可顺气化痰，除燥生津，散瘀解毒。

土豆有"第二面包"之称。主要表现为其营养丰富齐全，碳水化合物含量约为16.5%，蛋白质含量约为2%，但其蛋白质不缺乏赖氨酸，而且含量很高。此外，土豆还含有较多的铁、磷、维生素 C、粗纤维等成分，对人体保健有益。

黄瓜是减肥、美容佳品，其含水量高达96%，还含有较丰富的铁、钾、胡萝卜素和维生素 C，脂肪含量较低。这就有利于防止人体肥胖。鲜黄瓜中还含有丙醇二酸，可抑制机体中的糖转化为脂肪。这一点更决定了黄瓜是减肥的佳品。

西红柿含有大量水分，约为94%，是一种低热量的食物。西红柿富含维生素 A 原、维生素 C 和钙、磷、铁等矿物质。吃西红柿可满足机体对维生素和矿物质的需要，但人体不会发胖，因此是健美的食品。

❀ 哪些水果是健美佳品

苹果中含有多种维生素，以维生素 C、维生素 B 较多；苹果含有钾、铁、磷、钙等矿物质。最重要的是，苹果含有鞣酸、苹果酸、柠檬酸、酒石酸等有机酸及丰富的果胶、纤维素等物质，能吸收肠道中的细菌和毒素，有止泻通便的功用，对维持机体的健康起调节作用。苹果中所含的大量维生素和苹果酸，能使积存于体内的脂肪分解，因此，常食苹果可有效地防止体态肥胖。

香蕉含有多种营养素，含碳水化合物较高，达 21%，所以它的热量也较高。香蕉是钾和维生素 A 原的良好来源。另外，香蕉还含有果胶、维生素 B、维生素 C、维生素 E 及矿物质钙、磷、铁等。中医理论认为，香蕉味甘，性寒，有止泻、润肺肠、通血脉等功效，可以治疗便秘、发热和皮肤生疮等症。

西瓜中的水分含量较高，达 93%，西瓜中所含糖分如葡萄糖、果糖等单糖为主，易于机体吸收利用。西瓜中维生素 A 原含量较高，还含有维生素 C、维生素 B 和烟酰胺等以及钙、磷、铁等矿物质和游离氨基酸、苹果酸、纤维素、西红柿色素及酶类等物质。这些成分对人体的健康和美容都非常有益。

❀ 水果连皮一起吃好吗

有些人认为水果营养丰富，水果皮里的营养也不少，吃下去不是很好吗？即使有些水果皮不好吃，如像橘子皮，也拿来泡水喝。其实，这样做有时候是不妥当的。

因为在我国的很多地区，果树栽种以后，为了防止病虫害影响，要定期喷洒农药，这样，水果皮难免会沾上一些化学肥料或农药。如遇到一些渗透性较强的农药，甚至能渗透到果皮的蜡质层中去，一般清洗还洗不掉哩！所以，水果连皮一起吃不是一件好事，应该避免。

那么，有些水果如葡萄、草莓、樱桃、橄榄、大枣等不能削皮吃，又怎么办呢？应先将水果用凉水洗一下，再将水果放在高锰酸钾溶液中浸上10 分钟，用冷开水冲洗一下再吃，这样就达到了既杀灭果皮表面的细菌，又消除残留农药的目的。

但是，随着现代农业的发展，环保意识的不断加强，未受农药、肥料污染的"绿色食品"越来越受到欢迎。这类绝对没受到化学物质污染的食品，当然也包括水果，就不会有以上的麻烦。如果你买来的水果，属于绿色食品的范畴，连皮吃应该不会有什么问题。

❀ 不良饮食习惯有什么危害

（1）零食：有的女孩终日瓜子、糖果等零食不断，没有正常的饮食规律，消化系统没有建立定时进餐的条件反射，使胃肠得不到休息，导致食欲减退，影响进食。久而久之，易造成各种营养素的缺乏。

（2）偏食：不爱吃荤菜，优质蛋白质的来源会大大受到限制；又会导致热能过剩和各种维生素及无机盐的缺乏。或者只喜欢吃大鱼大肉、大荤大油，不吃蔬菜，会导致多种维生素缺乏症。

（3）暴食：大吃大喝，不但可引起胃肠功能紊乱，还可诱发各种疾病，如急性胃扩张、胃下垂、肥胖病等。油腻食物迫使胆汁和胰液大量分泌，有发生胆管疾病和胰腺炎的可能。这些疾病会严重影响人体对营养素的摄取。

（4）快食：狼吞虎咽不仅加重了胃的负担，而且容易发生胃炎和胃溃疡。由于食物咀嚼不细，必然导致食物消化吸收不全，从而造成各种营养素的损失。

（5）烫食：太烫的食物容易烫伤舌头、口腔黏膜和食管，对牙齿也可能造成损害。食管烫伤留下瘢痕和炎症，也会影响对营养素的消化。

（6）咸食：爱吃咸食的人，每天食盐量大大超过正常人需要的水平。由于体内钠的潴留，体液增多，血液循环增快而使心肾负担过重，可引起高血压等症。世界卫生组织明文规定，每天食盐摄入量不得超过 5 克。

❀ 考试阶段怎么吃

碳水化合物是人体生命活动及工作、学习所需能量的主要来源，米饭、糕点、面食及糖果等都含有大量碳水化合物。考试阶段，首先得保证有足够的碳水化合物供应。这样才能保证机体内肝糖原的贮备，就能保护大脑和心肌细胞，从而提高复习的效率，有利于调整心理状态，延缓和减轻疲劳程度。

蛋白质能提高大脑的活动能力，大脑活动时，需要一些神经介质的参与，而这些介质在合成过程中需要大量蛋白质。考试期间，由于高强度的脑力劳动，考生比平常时候需要更多的蛋白质。为了保证大脑敏捷的思维能力，考试期间应该为考生提供足够的含蛋白质的食品。动物性食品如瘦肉、鱼、牛奶、家禽以及大豆制品中都含有丰富的蛋白质。

卵磷脂是参加大脑思维活动的重要物质，卵磷脂转化而成的乙酰胆碱是帮助神经传递和增加记忆力的物质。大豆、鸡蛋、牛奶和动物内脏中含有较多的卵磷脂，应经常注意食用。

另外，还要多吃一些富含维生素的新鲜蔬菜和水果。维生素参与人体各组织的新陈代谢，还是体内酶的重要组成部分。维生素有利于大脑和神经系统功能的正常工作，足量供应维生素有利于消除和延缓大脑神经的疲劳。

在考试的日子里，早饭一定要吃好，适当吃些水果。在两场考试之间，还可以吃些巧克力和果汁，这样既可以补充些热量，减少体内肝糖原的消耗，预防产生低血糖，还有兴奋大脑使其保持最佳工作状态的作用。

酸牛奶、乳酸菌、乳酸饮料的区别

先看酸牛奶，市场上常见的是装在玻璃瓶中的半凝固型液体，它是以优质牛奶为原料，经乳酸菌发酵后精制而成。因为乳酸菌能将糖类分解生成乳酸，利于人体消化、吸收，所以酸牛奶属于发酵型的牛奶，含奶量在30%以上，易于消化吸收。在国外称之为"酸乳酪"。

再看乳酸菌饮料，是以牛奶为原料（有时也以奶粉为原料），加入有益人体的乳酸菌或双歧杆菌发酵制成酵乳，然后再加入一些食糖、营养素等制成酸甜可口的营养饮料。其中双歧杆菌在人体肠道中与肠道黏膜细胞结合后可阻止致病细菌的入侵。

最后是乳酸饮料，与上面的饮料仅一字之差，但区别可大啦。乳酸饮料是不用乳酸菌发酵的配制型饮料，由含量不到20%的牛奶或奶粉加上乳酸（或柠檬酸、山梨酸等），再加糖、香精、营养素、防腐剂等，直接配制、勾兑而成，工艺简单，不必冷藏。

由此可见，虽然都是乳制饮料，但其产品原料、生产工艺、营养价值都有很大区别。那么，如何区别呢？注意看一下包装上的配料表，如有乳酸、奶粉等字样的就是属于最后一种不发酵的乳酸饮料；如标明有乳酸菌、活乳酸菌的则为第二种乳酸菌饮料；至于酸牛奶，从包装上一看便知。

❀ 嚼口香糖有利还是有弊

这个问题十分重要。如果你吃的是不含糖的口香糖，那么一般说来对牙齿护理是有利的。研究证明，咀嚼口香糖20分钟后你可以分泌出正常状况下3倍以上的唾液。由于唾液可以中和口腔中的酸性物质并且含有可以坚固牙齿的矿物质元素，因此口香糖还是很有益的。当然，这仅仅是对不含糖的口香糖来说。

❀ 睡眠为什么重要

青少年正处在长身体、长知识的时期，只有睡眠好，才能身体好；只有睡眠好，才能学习好。充足的睡眠至少有以下益处：

（1）促进生长发育。人体的生长激素大部分是在睡眠中分泌，生长激素能促进人体身高的增长。生长激素分泌不足的人，个子会长得矮小，甚至患"侏儒症"。生理学家做过多次实验：每30分钟测定血液中生长激素一次，发现所有人的一天24小时中，大多数醒的时间内生长激素的浓度都很低，但在睡着1小时之后，都会出现一次明显的生长激素分泌高峰，随后连续出现多次分泌高峰，直至睡醒为止。

（2）提高智力。儿童的器官稚嫩，容易产生疲劳，大脑也是如此。当睡着时，大脑皮质的神经细胞处于保护性抑制状态，得到能量和血氧的补充，在消除疲劳之后，就具有更高的兴奋性。科学研究表明，睡眠时间的长短直接影响到学习成绩。专家们还发现，在睡眠不足的孩子中，口吃和其他语言障碍的倾向相对严重一些，反过来又会使他们学习成绩更糟糕。

（3）增强抗病能力。机体的免疫反应是在神经系统的调节下进行的，神经和精神状态直接影响着免疫力的高低。睡眠可以调节人体神经系统的功能，改善精神状态，因而也就增强了人体免疫力。美国一位医学教授认为，人在睡眠时，体内会产生一种来自淋巴和骨髓的保护物质，这种物质是人体内

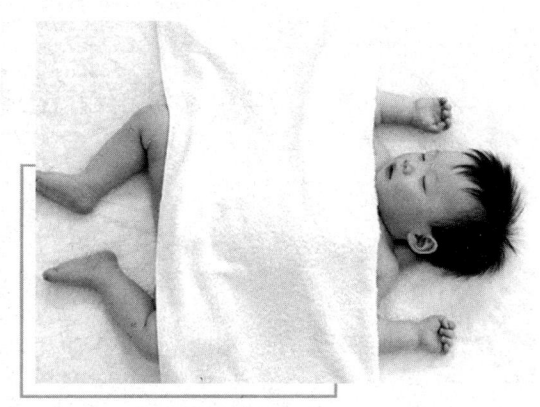

睡眠中的孩子

的免疫机制，它可以预防和击退疾病的感染和进攻。我们知道小儿抗病免疫能力是很微弱的，因此睡眠也是小儿抗病免疫的自卫武器。

🍀 如何学会积极的休息

长时间从事一项活动容易引起相关部位的疲劳，如长时间看书学习，就容易引起眼睛和大脑皮层的疲劳，换一种活动方式，如出去跑步、打打球，就能很快消除大脑皮层局部的疲劳。这是因为大脑皮层新的兴奋会加速原来兴奋点的抑制，使抑制过程加速，这就是积极的休息方式。

积极休息的效果一般要比日常作息或处于静止状态休息的效果好，因此青少年朋友要重视课间休息。室外课间休息时，同学们可以呼吸到新鲜的空气，接受阳光的照射，有助于改善脑部血液循环，消除疲劳。户外活动还能使眼睛得到休息，预防近视眼。课间休息还可保证教室通风换气。课间休息最好以活动性为主，如跳绳、跳皮筋、游戏等，这样不但能活动肌肉、关节，促进血液循环，有助于大脑疲劳的消除，而且对青春期生长发育也十分有利。

生活急救

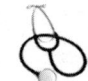

烧伤了怎么办

烧伤是日常生活中常见的损伤，人被烧伤后会出现各种反应，有的人很严重，最后抢救无效而死亡；而有人会留下很难看的疤痕；也有的人恢复后皮肤光洁完好如初。这是为什么呢？

烧伤的严重程度取决于受伤的面积和受伤的深度，如果受伤面积很大、很深，那么人体的全身反应就会很大，而且容易出现全身其他器官的障碍，严重损伤的病人如果处理不及时会导致死亡。而损伤深度又直接影响局部皮肤的美观。一般来说烧伤深度是由致伤温度和作用时间决定的，如果温度低、时间短，损伤就浅，反之就深。

一般把烧伤分为3度。①一度就是损伤只波及表皮，此时皮肤会发红并有轻度肿痛，一般不需特殊处理，2~3天后可自行恢复。②如果烧伤到达真皮层时，我们叫它二度烧伤。这时病人会感觉剧烈的疼痛，而且皮肤会出现水泡。这类烧伤如果处理得当，一般2周左右愈合，仍可不留疤痕。但是如果处理不好，伤口继续感染，伤口损伤扩大加深就会留下疤痕。③当烧伤再深累及真皮下面的皮下组织时，我们叫它三度烧伤，这时病人的皮肤痛觉反倒会迟钝、甚至消失，皮肤颜色变白、坏死。此时，无论如何处理、愈合后皮肤上都会留下疤痕，只有通过植皮手术来消除了。

一旦烧伤，减少疤痕的最好方法就是要妥当处理伤口。如果皮肤被化学物质烧伤，应立即除去化学物质并用大量的清水冲洗干净。其他烧伤，如果皮肤没有破损也可以用冷水冲洗。如果出现水泡，小的可让其自行吸收，大的则最好到医院去处理。

遇到触电者怎么办

触电造成对人体伤害程度，与通过人体电流大小强弱成正比。如通过人体的电流为 1 毫安时，人即有电麻感觉。到 10 毫安以上时，人就会麻痹难受。再大时，就难以自主。到 50 毫安时，人就有伤亡危险。一般家中常用的 25 瓦白炽灯泡所通过的电流，就有 100 多毫安。

因此要注意安全用电，防止触电。一旦触电，该怎么办呢？

立即把触电者与电源分离。在一时无法切断电源的情况下，也要想方设法使触电者离开电源。此时，可用木棍、竹竿、不导电的家具，挑开电源体。紧急时，身边找不到绝缘棍棒和其他合适的工具，可用穿着橡胶底鞋，或干燥的布底鞋的脚，用力将触电者蹬开电源体，或将手用多层干布包裹后拖拉。如果触电者紧握带电体不放，这时可用带木柄的斧头，或带木柄的刀砍断电线。也可将木板，或不导电的塑料板等，塞进触电者与地面接触部位，这样可以切断电源，触电者就会从电源处松开手。

触电者脱离电源后，如果呼吸已停止，必须立即进行现场急救。要进行人工呼吸和胸外心脏按摩，直到医生到来。这个紧急抢救至关重要，千万不要忙于搬送病人，或坐等医务人员的到来。即使在转送过程中，病人呼吸暂时不能恢复时，也不要放弃做人工呼吸和胸外心脏按摩，争取触电者起死回生。

遇到火灾怎么办

（1）要有良好的心态。

在火灾突然发生的异常情况下，多数人会出现惶恐，这是最致命的弱点。而保持冷静的头脑和行动，对防止惨剧的发生则是至关重要的。在紧张恐慌的心理排除后，遇难者若能临危不乱，运用学到的避难常识和人类的聪明才智，就会化险为夷，把灾难损失降到最低限度。

（2）防止烟雾等有毒气体的侵害。

生活急救

统计资料表明，发生火灾时，在死亡的人员中有相当一部分人不是被火直接烧死的，而是由于烟气的危害造成的。一旦遇到起火而被围困后，不管附近有元烟雾都要采取防烟措施。现介绍一种简便的防烟方法——毛巾防烟法。

毛巾折叠起来捂住口鼻就会起到很好的防烟作用。湿毛巾在消除烟雾和烟雾中刺激性物质方面的效果要比干毛巾好得多，但毛巾过湿会使呼吸阻力增大，造成呼吸困难。因此，在使用湿毛巾时，应将毛巾含水量控制在毛巾本身重量的3倍以下。使用毛巾捂住口鼻时，一定使过滤烟的面积尽量增大，确实将口鼻捂严，在穿过烟雾区时，即使感到呼吸阻力增大，也绝不能将毛巾从口鼻上拿开。一旦拿开就可能立即导致中毒。

（3）火灾时的紧急避难。

千万不要轻易打开避难间的门窗。楼层火灾，尤其是高层建筑火灾之所以蔓延迅速，都是由于打开了门窗所致。所以，不到万不得已时，不要打开门窗。如果避难间内充满烟雾，无法忍受时，也只有在这时才能打开背火一侧的门窗，排放了烟雾后要立即关闭好。

身上起火怎么办

（1）当身上套着几件衣服时，火一下是烧不到皮肤的。应将着火的外衣迅速脱下来。有钮扣的衣服可用双手抓住左右衣襟猛力撕扯将衣服脱下，不能像平时那样一个一个地解钮扣，因为时间来不及。如果穿的是拉链衫，则要迅速拉开拉锁将衣服脱下。

（2）身上如果穿的是单衣，应迅速趴在地上；背后衣服着火时，应躺在地上；衣服前后都着火时，则应在地上来回滚动，利用身体隔绝空气，覆盖火焰，窒息灭火。但在地上滚动的速度不能快，否则火不容易压灭。

（3）在家里，使用被褥、毯子或麻袋等物灭火，效果既好又及时，只要打开后遮盖在身上，然后迅速趴在地上，火焰便会立刻熄灭；如果旁边正好有水，也可用水浇。

（4）在野外，如果附近有河流、池塘，可迅速跳入浅水中；但若人体已被烧伤，而且创面皮肤已烧破时，则不宜跳入水中，更不能用灭火器直接往人体上喷射，因为这样做很容易使烧伤的创面感染细菌。

煤气中毒怎么办

如果不小心发生了煤气中毒，应立即打开门窗并把患者移至通风处，让患者平躺下，解开衣扣和裤带，但要注意保暖。患者应安静休息，避免活动，以减轻心、肺负担及氧消耗量。中毒症状较轻的患者，在空气新鲜的地方休息 2 ~ 3 小时就会有所好转，必要时还应进行一些对症治疗；对有自主呼吸的患者，应充分给予氧气吸入。对呼吸衰竭、呼吸停止以及昏迷不醒、皮肤和黏膜呈樱桃红或苍白、青紫色的严重中毒者，应在通知急救中心后就地进行抢救，并及时进行人工心肺复苏，即体外心脏按压和人工呼吸。争取尽早对患者进行高压氧仓治疗，以减少后遗症。即使是轻度、中度中毒，也应进行高压氧仓治疗。

夏季中暑怎么办

夏日酷暑，烈日炎炎，尤其是在潮湿闷热的环境里，人很容易中暑。在夏天，人体主要通过出汗来散热，调节体温。如果人们所处环境，温度过高或潮湿闷热，汗液不易挥发，体内产生的热量得不到散发，相反会积聚在体内，使人的调节体温功能失灵，那就容易引起中暑。特别是那些体质虚弱者或老人、小孩，更易发生中暑。

中暑时的症状会出现大量出汗、口渴、头晕、耳鸣、胸闷、心跳加快、恶心、四肢无力。严重的会使体温升高到 40℃ 以上，出现昏迷、精神错乱和抽筋等。

凡是发现中暑病人，应迅速将患者从高温环境下转移到阴凉通风处，解开衣服钮扣和领口，让其平躺休息。然后补充清凉饮料，在饮料中，最好加放少量盐。也可服仁丹、十滴水，在额部涂抹清凉油等。还可用消毒酒精棉揩擦身体。经过上述处理，一般能很快或在几小时后，使身体恢复正常。体质差的人，要多休养一段时间。

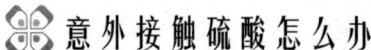

意外接触硫酸怎么办

硫酸有强烈的腐蚀性和吸水性，遇水会发生高热而爆炸，人若接触到危害极大。

（1）吸入硫酸气体急救

此时首先应该将硫酸污染来源移走，或者将受害者移到有新鲜空气的地方。如果受害者觉得呼吸困难，最好在受过培训的人员帮助下，根据医生的建议吸入氧气。切忌让受害者到处走动。肺水肿的症状可能会在意外发生后 48 小时之内出现，此时应立即将受害者送往急救部门。

（2）皮肤表面接触硫酸急救

尽快用温水轻轻冲洗接触到硫酸的部位至少 20 ~ 30 分钟。如果伤者仍感到刺热疼痛，则要反复冲洗。冲洗过程不能中断。如果必要，让救护车在外等待。在用水冲洗的过程中，应将被硫酸污染过的衣物、鞋子和其他皮制品（如手表带、皮带）除去扔掉。

（3）眼睛接触到硫酸急救

尽快用温水轻轻冲洗接触到硫酸的眼睛至少 20 ~ 30 分钟，过程中要保持眼睑的打开。如果条件允许的话，应尽快使用中性生理盐水冲洗，而且冲洗过程不应中断。如果有必要，让救护车在外等待。另外要特别注意的是，冲洗过程中，不要让冲洗眼睛的水溅到未被污染的眼睛或脸上。如果伤者仍感到刺热疼痛，则要反复冲洗，并尽快将受害者送到急救部门。

（4）不小心吞下硫酸急救

若受害者已经失去意识，不省人事或正在抽搐时，切忌往受害者嘴里送任何东西。用水彻底地冲洗受害者的口腔，但不要诱导受害者呕吐。让受害者喝下 240 ~ 300 毫升的水，用以稀释胃部的硫酸。如果有牛奶的话，可以在受害者喝水后让其喝下。如果呕吐自发性地发生，则要反复给受害人喝水，并且尽快将受害者送到急救部门。

✿ 鲠了鱼刺怎么办

不少人习惯用大口吞咽饭团的方法将鱼刺带下，实际上这个方法是比较危险的，因为盲目吞咽饭团容易将鱼刺越鲠越深，不仅取出困难，而且一旦鲠在食管里，感染后容易引起食管穿孔，可能造成相当严重的后果。因此，鲠了鱼刺应当及早钳出，不要乱吞饭团。

鱼刺最容易刺在扁桃体上，张大口就能看到的，可以用镊子取出；如果鲠在舌根部、会厌软骨周围，自己往往不容易看到，应该请医生用异物钳钳出；要是鲠在食管里，医生也不能看到的，得使用 X 射线透视检查，方法是让检查者吞服一口不透光的带有少许棉絮的钡剂，当钡剂流过鱼刺时，其中钡絮就被鱼刺钩住了，于是在 X 射线机荧光屏上就显示出潴留的钡絮，鱼刺的部位相应地就被确定，医生就可以在食管镜下钳取鱼刺。

民间流传着吃米醋或用单方威灵仙来驱除鱼刺，在没有食管镜等设备时，也是可以试用的一种方法。

总之，鲠了鱼刺，自己不能取出时，还是应该及早请医生处理为好。

最后再顺便说一句，吃饭时最好别讲话，特别是在吃鱼时，因为边讲边吃会打扰正常的咀嚼动作，一不小心就会被鱼刺鲠住。

✿ 鼻子出血怎么办

常见的鼻出血，在医学上称为鼻衄。在鼻中隔前下方的这个部位，毛细血管非常丰富。凡遇到鼻内黏膜干燥破裂时，鼻子外部遭碰撞时，用手指抠挖破了鼻孔上的黏膜时，都容易引起出血。由以上原因引起的鼻出血，一般都较容易止住。为了及早止血，可采用以下几种方法。

（1）压迫法：遇到鼻子出血时，先让出血者坐下，头向后仰。不要将血咽下，使血积存在鼻孔内易于凝固。再用清洁药棉塞入出血的鼻孔，压迫出血处。用两个手指分别点压鼻翼两侧，也可点压出血一侧的鼻翼，约 5 分钟。止血后约半小时可取出药棉。

（2）冷敷法：用冷水拍头，用湿冷的毛巾敷额，用冰块贴于头部都可以。通过冷的刺激，使头部（包括鼻子）的毛细血管收缩起来，达到及早止血的目的。

（3）热脚法：将脚浸在温热的水中，使脚部的毛细血管扩大，让血液多而快地流向脚部，同样可止鼻血。不过关键是要记住：左侧鼻孔出血时热右脚，右侧鼻孔出时热左脚。

民间还有另一种热脚方法。将大蒜头捣烂，用大蒜碎沫做成五分钱币大的小饼，敷贴在脚底心上。而且也是右鼻孔出血时贴左脚，左鼻孔出血时贴右脚。

（4）举手法：左鼻孔出血时，举起你的右手；右鼻孔出血时，举起你的左手。而且要将大臂和小臂高举伸直，并使大臂紧贴耳边，稍等片刻，就能止血。采用这个方法时，只要站在原地不动就行了。

如出血多，用以上方法都止不住时，一定要到医院就诊。因为疾病引起的鼻出血是一时不能止住的。

❀ 耳朵进了水怎么办

夏日游泳时，耳朵里进水是常有的事，就是有时洗头洗澡不当心，耳朵里也会进水。耳朵进了水，就像有道厚墙封闭了耳道，既影响了听觉，也有明显的不适感。

下面介绍几种方法，能轻而易举地将水排出：

（1）进入耳中的水如果不太深时，只需将头歪向进水的耳朵一侧，用手连续地拉几下耳垂，水就会从耳中滚落下来。

（2）如果水入耳较深，可以通过单脚跳跃的方法使水排出。记住右耳进水，头歪向右侧，用右脚跳跃（抬起左脚）；左耳进水，头就歪向左侧，用左脚跳跃。跳跃不仅要连续多次，而且还有个小窍门——当你跳起落地时，脚跟着地要重，让头部震动，让耳中的水震落下来。

（3）如果家中备有棉签，可用棉签轻轻地、慢慢地伸进耳道，吸干耳中的水。采用这个方法时，不能有半点马虎和急躁，以免损伤耳膜。

（4）用两手指快速堵进耳道中，而且要堵得严实。再通过嘴巴向外呼气后，又猛然间抽出手指，耳中的水也会随之流出耳外。

吃错药了怎么办

首先，要搞清吃的什么药，吃下去多少剂量。有些内服药即使吃错，对人的毒性不是很大，如大多数的抗生素，人无病时误服一次不会有很大毒副作用；退热的药片也不会使正常健康人的体温下降；降血压的药误服一次不会使血压降下来。至于安眠药，正常的剂量是不会使人昏迷不醒的，但可能会使人瞌睡。然而如果误服大量安眠药或其他特殊作用的药物，则需要在送医院前做些初步的处理，以使药物吸收程度降到最低。

最常用也有效的办法是催吐。但催吐前最好先喝些温开水。然后只要用手指（或用匙柄、筷子）伸至舌根，刺激咽部即可引起呕吐，这样反复几次，直到呕出清水为止，只要处理及时，有时即便服了致命毒物也会被救活。最要紧的是不可惊慌失措，一味哭喊。

不过如误服的是对胃肠有腐蚀作用的药剂，在催吐前最好先服些米汤、生蛋清等再行催吐以免损伤胃壁。如误将碘酒喝下，则要马上服大量淀粉糊或米汤；如误服癣药水、止痒水等应立即喝下大量茶水后，再催吐。

怎样进行人工呼吸

人工呼吸方法很多，有口对口吹气法、俯卧压背法、仰卧压胸法，但以口对口吹气式人工呼吸最为方便和有效。

口对口吹气法，操作简便容易掌握，而且气体的交换量大，接近或等于正常人呼吸的气体量。对大人、小孩效果都很好。

操作方法：①病人取仰卧位，即胸腹朝天。②救护人站在其头部的一侧，自己深吸一口气，对着伤病人的口（两嘴要对紧不要漏气）将气吹入，造成吸气。为使空气不从鼻孔漏出，此时可用一手将其鼻孔捏住，然后救护人嘴离开，将捏住的鼻孔放开，并用一手压其胸部，以帮助呼气。这样反复进行，每分钟进行 14～16 次。

如果病人口腔有严重外伤或牙关紧闭时，可对其鼻孔吹气（必须堵住口）即为口对鼻吹气。救护人吹气力量的大小，依病人的具体情况而定。一般以吹进气后，病人的胸廓稍微隆起为最合适。口对口之间，如果有纱布，则放一块叠二层厚的纱布，或一块一层的薄手帕，但注意，不要因此影响空气出入。

怎样进行胸外心脏按摩

首先使伤者仰卧在较坚实的平板上，然后解开其腰带和背带，使其胸部裸露，并使其头部充分后仰（最好用一只手托在伤者颈后），至鼻孔朝上，以利呼吸道畅通。

救护者把一只手的手掌根部叠放在另一只手的手背上，掌根正放在伤者外胸的心脏部位，即胸骨的下半段、两个乳头中间稍靠下的地点。两个手臂都伸直，利用身体的重心，连同两手的力量一起下压，将胸骨压下3～4厘米（肥胖者5～6厘米），然后放松手掌，使胸内弹回。每次挤压时间约1秒，每分钟挤压60次。每次迅速挤压后，让触电者胸部自动复原，血液充满心脏。按压时定位必须准确，用力要适当，切忌用力过大，以免挤压出胃中的食物，堵塞气管，影响呼吸，或者造成肋骨折断、气血胸和内脏损伤；但也不得用力过小，否则，便不能发挥挤压作用。

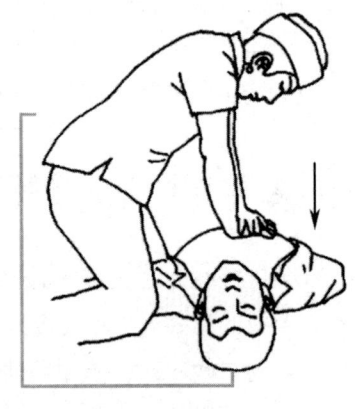

在挤压心脏的同时，还要进行人工呼吸（吹气）。吹气应在每挤压5次的间隔时间内进行。

胸外心脏按摩手法

通常，胸外心脏按摩要连续不断地进行下去，直到伤者心跳恢复（可根据他能否自行呼吸来判断）。为了检查伤者有无脉搏，每2分钟应停止按摩2～3秒，以观察其脉搏是否跳动。

瘦身美容

怎样知道自己超重了

儿童单纯肥胖症是与生活方式密切相关，以过度营养、运动不足、行为异常为特征的全身脂肪组织过度增生的一种慢性疾病。单纯肥胖所指的不是由某些先天遗传性或代谢性疾病及神经和内分泌疾病引起的继发性病理性肥胖，而是单纯由某种生活行为因素所造成的肥胖。

体重是否正常的判断方法：一般是用各种秤测量体重，然后根据世界卫生组织（WHO）制定的标准来判断。

体重超过同性别同身高标准体重的 10%——超重；

体重超过同性别同身高标准体重的 20%——轻度肥胖；

体重超过同性别同身高标准体重的 30%——中度肥胖；

体重超过同性别同身高标准体重的 50%——重度肥胖。

如果在家里，家长可以按照公式来初步计算孩子的标准体重：1～12 岁的体重（千克）＝实足年龄×2＋7～8（千克）。

肥胖对身体有什么危害

大部分肥胖儿童的家长并未真正意识到孩子患肥胖症是一种疾病，会对其身心健康构成极大的威胁；反而错误地认为肥胖是儿童健康的一种表现，是家庭经济实力的象征。其实儿童期肥胖的后果比成人更为严重，这是因为儿童期肥胖多为脂肪细胞增多，而脂肪细胞数量过多型肥胖较脂肪细胞体积增大型肥胖更为难治。单纯肥胖症的高发年龄为 1～5 岁，约有1/3 的肥胖儿会进入成年期肥胖，因而潜伏着可能患许多疾病的危险，如发生糖尿病、动脉粥样硬化、高血压、冠心病、呼吸通气不良等。

研究证实，肥胖儿普遍由于体型变化产生自卑感，缺乏自信心，自我感觉差，自我评价低，不愿意参加集体活动。这对于开阔视野，增长见识，提高分析问题、解决问题的能力都是不利的，久而久之，会越来越不合群，而形成心理障碍。

肥胖儿童由于身体反应迟钝，对各种应激反应能力低下，易发生各种外伤、车祸等意外，易发生骨折及严重的肢体受伤。

有资料显示，肥胖及超重儿童意外事故的发生率要高于非肥胖儿童人群，而且一旦发生意外事故的话，肥胖及超重儿童所造成的后果要比一般儿童严重。

美国儿童曾联合状告麦当劳，因为麦当劳食品虽然好吃，但是它使整个美国大多数儿童成为胖墩，吃毁了整整一代人。原因就是麦当劳食品只含有高脂肪、高糖、高蛋白，缺乏维生素、无机盐（含微量元素）、纤维素。

❀ 怎样做才能不变成小胖墩

青少年正处在生长发育的关键时期，为了保证正常发育的需要，足够的营养是非常重要的。原则是保证蛋白质（低热能）的摄入，减少热能的摄入和提高膳食质量，不盲目节食。平时应多吃些新鲜蔬果、粗粮、豆制品等；避免大吃大喝及高脂快餐、软饮料、甜食、冷饮、巧克力等。

（1）适当控制进食量。尤其对单纯性肥胖极为重要。此类患者特别是高脂肪及高糖类饮食要加以严格控制，饮食情况包括饮食习惯、质量及数量都应加以调整。对于轻中度肥胖者，应尽最大毅力少进额外食物，希望能达到每半月减轻体重 1～2 千克，直至达到正常标准体重。

（2）能量控制的目标。应该比平常孩子的能量消耗再低 20% 左右。其中约 50% 的能量来自糖类，25% 来自脂肪，25% 来自蛋白质。应该说，这样的话，蛋白质的供给量稍高了一点。这是因为我觉得孩子们处于生长发育阶段，需要更多的蛋白质，尤其是处在减肥这种能量供应不足的阶段，这样能够把减肥的副作用减少到更小。

（3）合理运动。应选择安全，有趣味性，价格便宜，便于长期坚持，能有效溅少脂肪的运动项目。要让孩子知道，如果每天坚持半小时的激烈运动，而其他的时候一有空就坐着，那是毫无意义的。最佳的运动方案应该是，除了在户外活动时完成高密度、低强度的运动量外，还要强调每天应有一定时间的体力活动（大约累计1小时）和减少久坐的时间（每次不应超过1小时）。例如，上下楼梯自己爬，不坐电梯；在家里对孩子不要过分地溺爱，要鼓励他们做些简单的家务：扫地、铺床、洗碗、擦桌子等。

（4）培养良好的行为习惯。矫正不良的饮食行为，改变不合理的进餐习惯，避免晚餐吃得过晚、过饱；改变餐间吃零食和吃夜宵的习惯，不吃"垃圾食品"；改变狼吞虎咽的习惯，提倡细嚼慢咽。在幼儿园里要教育中、大班幼儿控制进餐速度，培养细嚼慢咽的良好习惯；使每个肥胖幼儿都能动起来，自觉完成每天的运动量，充分调动孩子的主动性、能动性。

要定期为孩子称体重，及时掌握体重的动态变化。儿童减肥不宜减食减重，而是强调控制增重速度在正常生理范围内。根据一般规律，身高每长1厘米会自然增加近1千克体重，所以儿童的减肥特点之一是不强调降体重，注意两者关系。

（5）科学保持体重。①生活行为的矫正，青少年应具有良好的饮食习惯，控制每天的饮食量，合理配餐，减少脂肪、糖类的摄入量，多吃瓜果蔬菜，适量的肉类搭配，同时也要坚持早餐吃好，午饭吃饱，晚餐吃少的原则。②从运动方面着手，加强体育锻炼，养成合理的运动锻炼习惯，最好能保证每天快走或慢跑40分钟以上，同时要保证充足的睡眠。③青少年能否达到有效控制体重的效果，精神因素也占很大比重。家长应尽可能减轻孩子的学习负担和精神压力，为他们创造愉快的身心，为实现有效控制体重创造有利条件。如果孩子已经出现肥胖症状，应及时到专业医院查明原因。如果有隐性疾病，应配合原发病进行减肥和治疗；如果是单纯性肥胖，最好在专业医生的治疗或指导建议下进行调整。

❀ 减肥不当有什么危害

减肥不是儿戏。任何轻率或不科学之举，都可能对机体造成伤害或更

瘦身美容

多的忧愁。

（1）低热能食谱——当心猝死。减少进餐、限制热能摄入是一种常见的减肥方法，只要坚持就能收到良好的效果。但要适度，每天摄取的总热能不得低于2500千焦。否则轻者可能发生心率改变，重者可能出现与饿死者相同的心脏病变，有导致突然死亡的危险，医学上称为"猝死"。

（2）严格素食——头发脱落。日本专家的统计显示，与"减肥热"相伴而来的是脱发者不断增多，其中20%～30%为20～30岁的青年女性。症结在于头发的主要成分是鱼朊蛋白，其中锌、铁、铜等微量元素不少，而吃素减肥的人只吃蔬菜、水果与面粉等，蛋白质及微量元素摄入不足，致使头发因严重营养不良而脱落。

（3）减肥过快——胆结石症。欧美等国医生近年来相继报道，追求快速减肥的人在起初2～4个月内，约有1/4的人患上胆结石，其中手术减肥者的胆结石患病率还要高。这是因为热能供应急剧减少，沉淀于组织中的脂肪加速消耗时，胆固醇随之移动，在胆汁中的含量激增，胆汁因而变得黏稠，析出结晶而沉淀；控制饮食后胆汁分泌减少、胆囊收缩变弱，不能及时排空，促成了结石的形成。

（4）减肥过多——记忆减退。德国杜塞尔营养院古斯塔夫·克兰霍弗博士提醒减肥者：体内的剩余脂肪能刺激大脑，加速了大脑处理信息的能力，增强短期与长期记忆。体重超出20%～35%的人最聪明，而节食减肥的女性记忆力损失最大。

（5）体重反弹——患心脏病。如果减肥不当造成体重反弹，可导致心脏病。减肥者要坚持节食与运动相结合，巩固减肥效果，保持体重稳定，防止反弹。否则不如不减肥。保持体重稳定对健康更有益。

（6）青春期减肥——发生闭经。对于女性，尚有一个合理选择时机的问题，青春期不宜减肥。因为青春期女性需要积累一定的脂肪（约占总体重的17%）才能使月经初潮如期而至，并保持每月1次的规律性。如果盲目减肥、体脂减少，则可使初潮迟迟不来，已来初潮者则会发生月经紊乱或闭经。

❁ 减肥为什么不容易

为了有效地减肥，首先要了解使人体变成肥胖的原因是什么，最普通的解释是，进入人体的热量太多了，引起体内的脂肪不断积累，肥胖就这样形成了。

根据这种理论，尽量少吃东西去节食，很快成为最流行的减肥方法。很多人为了达到减肥目的，忍饥挨饿地严格限制饮食，每天摄入的热量不超过3700焦耳。可是用这种方法减肥，有时候比原来更糟。一部分人体重没下降，另一部分人虽然减轻了体重，但患上了神经性厌食症，身体变得十分虚弱。

为了使节食效果更理想，美国阿拉巴马大学科学家温西尔认为，饮食中所摄入的总热量多少并不重要，重要的是应该注意每单位中的能量密度。也就是说，要选择一些体积大、热量少的低能量密度的食物，这样，即使多吃一点也没关系。他认为，下面提到的食品，是比较理想的食品种类，例如不含淀粉的蔬菜（青豆、生菜、胡萝卜、黄瓜和花椰菜等）、新鲜的水果和未经过精炼的煮熟淀粉食物（马铃薯、糙米、玉米、干豆、面包和粗糙的谷物等）。然而，运用此法也有它的缺点，特别是当你认为节食已经成功，达到了预定的减肥目标，一旦想要换换口味改吃其他食物时，体重就会马上恢复原状，甚至比以前更加肥胖。

后来，美国科学家吉尔伯特·莱弗里博士提出了一种新的看法。他认为，人体有天然抗拒体重增减的本能，因此不论是多吃还是少吃，身体都会保持在一定的重量范围。最安全可靠的减肥方法，是每天进行适量的运动。他说："运动能够消化掉食物中的能量，比如每天行走或慢跑3千米，每星期就多用掉6000焦耳热量，这样经过2星期，体重就能减轻500克。如果换一个角度说，运动能消耗脂肪，增长肌肉。在维持人体正常状态时，肌肉比脂肪需要更多的热量，所以肌肉越多，消耗的热量也越多。更主要的是，运动不仅在当时，而且在以后的几小时内，一直在加速身体中的新陈代谢，这样，也就加速了消耗食物中热量的速度。"

莱弗里博士的论点具有充足的证据，他提供的减肥方法对人体有益无害，通过锻炼活动能使体重不再增加，或者保持不变。但是，如果只需要减肥1~2千克的话，经常保持运动便能达到目的；若要想减肥2.5千克以上的话，这种减肥法便力所不能及了。那么是不是还有更好的减肥方法呢？使人肥胖的根源究竟在哪里呢？莱弗里无法做出确切的解答。

直到最近，纽约市洛克菲勒大学肥胖研究所的 3 位科学家赫希、福斯特和利贝尔在研究中发现，不管是人还是动物的"稳定体重"，都与身体中的脂肪细胞有关。他们认为，人体内的脂肪细胞数目并不固定，不过脂肪细胞一旦出生，就再也不会消失。

关于脂肪细胞的新发现，为真正、彻底、有效的减肥提供了一条新路，那就是从控制脂肪细胞方面着手。一般来说，正常人的脂肪都保持一定的体积，因为它们受大脑中掌管饮食的某个部分控制的，而肥胖者的脂肪细胞，在体积上要超过正常人的 2 倍，甚至更多。那么，这些肥胖者经过强制性节食，将会出现什么情况呢？情况并不理想，一些原来是大胖子的人，通过节食后，体重大大下降，但也使他们体内的化学机能受到了很大的扰乱。这些人的脂肪细胞极小，和患神经性厌食症的人差不多，而且他们的脉搏和血压很低，妇女没有月经来潮，总是感到冷和极想吃东西，他们认为，用这种方法去减肥，简直是在受罪。

利贝尔在调查中还注意到一个奇怪的现象：有一个妇女在减轻了 9 千克体重后，身材体形反而变得更糟了，因为大腿和臀部的脂肪几乎没减少，这是什么缘故呢？

利贝尔经过认真研究后发现，脂肪细胞上有两种受体。一种叫 α 受体，能促使脂肪积聚；另一种叫 β 受体，能促使脂肪分解。上面说的那位妇女，正是因为在她大腿和臀部的脂肪细胞中，大多数都属于 α 受体类型，所以释放和分解的脂肪数量很少。

这一发现，使科学家们有了新的研究方向。他们希望能发明一种"苗条丸"，强迫那些不肯"合作"的脂肪细胞也能分解脂肪。不过大多数科学家认为，要想达到这个目标，还需要相当长的时间。

总而言之，目前各种各样的减肥方法，都需要付出艰苦的努力，需要长期不懈的坚持，普通人要做到是很困难的。还有，市场上的各种减肥药都没有很理想的效果，而且长期服用还可能出现某些不良反应，因此只能是一种不得已而为之的办法。

❀ 不吃早餐能减肥吗

有的青少年女性，有不吃早餐的习惯，她们说，不吃早餐为了减肥或控制体形发胖。她们认为少吃一顿饭，就可以达到减肥的目的。而在现实生活中，有的不吃早餐的女性反倒身体越来越胖了。

不吃早餐照样发胖并不奇怪。因为不吃早餐，上午学习、工作或劳动会感到肚子饿得很，到了吃午餐时，必然要多吃，把早餐的饭补上，甚至晚餐也会多吃一些，因为考虑在次日早晨不吃饭。三顿饭量分 2 次集中食用，消耗不掉，就储存起来，如果分 3 次吃，就消耗得多一些，有利于代谢。据说，日本相扑运动员，就是不吃早餐，练习到中午，饱餐一顿，晚餐照吃不误，每日的进食量并不减少，从而促进身体发胖。

不吃早餐，不但不能减肥，相反还有很多害处。其原因是：从前一天的晚餐算起，就是 10～13 个小时未进餐，如果再不吃早餐到中午就是近 18 个小时不进餐。而且恰恰上午正是人们努力学习、工作的时候，劳动强度大，体力和脑力消耗也大，这样就会出现营养不足，很容易因饥饿而发生大脑缺血，甚至于全身器官供血不足，出现眼花、头晕等症状，对身体健康、学习、工作都极为不利。

"早饭吃好，午饭吃饱，晚饭吃少"，这是良好的饮食习惯，很符合饮食科学。这样控制饮食，不但可以健身，而且不会发胖。科学家认为，胰岛素的一个很重要的作用是使血糖转变为脂肪的速度加快，使脂肪在体内大量沉积。而人的胰岛素的分泌量一般在傍晚达到高峰，清晨分泌较少，因此，早饭应多吃一点，晚饭应少吃一点。

另外，早餐吃什么食物也要讲究，有的人早餐只吃一二个鸡蛋或油条、面包等干食，这也不好。人在夜间消耗了很多水分，所以早晨起床后人体需要补充很多水分，人体缺少水分不利新陈代谢和排泄，这对健康和减肥都不利。早餐要吃些含水分多的食品，如牛奶、豆浆或面汤等，才更有利于消化和减肥。

青春期的美容减肥菜谱有哪些

（1）韭菜炒绿豆芽

备料：绿豆芽 500 克，韭菜 100 克，植物油、姜丝、精盐、味精各适量。

做法：将绿豆芽去根并洗净，韭菜择好，洗净，切成段。将炒锅放旺火上，倒入植物油，烧热，放姜末、精盐煸炒片刻，再放绿豆芽，翻炒至熟，加入韭菜、味精炒几下即可。

作用：补铁，温中，行气，散血去脂，瘦身养颜。

（2）虾仁丝瓜

备料：虾仁 100 克，丝瓜 300 克，青椒 1 个，鸡蛋 1 个，植物油、味精、料酒、香油、素鲜汤、淀粉、精盐各适量。

做法：将丝瓜去皮，洗净，切片。用温水发泡虾仁，洗净并沥干水分后用碗盛出。将少量精盐、料酒、蛋清、味精、糖放进盛虾仁的碗中，拌匀后用淀粉上浆。把青椒去蒂洗净，去籽，切成细丝，炒软。净锅加油烧热，先加虾仁煸炒，再加丝瓜片煸炒，随即倒入鲜汤、味精、精盐，烧开后用淀粉勾芡，放入青椒丝，淋入香油即可。

作用：清热凉血，化痰解毒，生津止渴，减肥瘦身。

（3）红焖萝卜海带

备料：海带 150 克，萝卜 250 克，丁香、大茴香、桂皮、花椒、核桃仁、花生油、酱油各适量。

做法：将海带用水浸泡 24 小时（中间换水 2 次），然后洗净，切成丝。萝卜洗净，切成粗丝。将油烧热，加海带丝炒几下，放入丁香、大茴香、桂皮、花椒、核桃仁、酱油及清水烧开，改中火烧至海带将烂，再放入萝卜丝焖熟即可。

作用：维生素 C、碘等含量丰富，膳食纤维含量高，热能低，利水通便，减肥，降低胆固醇。

（4）香菇油菜

备料：香菇 350 克，油菜心 500 克，鸡汤 300 克，花生油、香油、精盐、味精、白糖、料酒、水淀粉各适量。

做法：将油菜心洗净，菜心头部劈十字刀口，深度为菜心的 1/5。香菇用水发好，洗净。炒锅内加入花生油，烧至七成热时投入菜心，加适量精盐、味精，用勺不停翻动，至菜心软熟时盛入盘中。原锅置火上，依次加入鸡汤、油菜心、香菇、精盐、味精、白糖、料酒炒熟，用水淀粉勾薄芡，淋入香油，摆盘即成。

作用：热能低，维生素含量高，有利于瘦身减肥。

（5）西红柿牛肉

备料：牛肉150克，西红柿150克，干辣椒20克，鲜汤250克，熟菜油、花椒、姜片、白糖、酱油、精盐、味精、甜酒酿、葱段、芝麻油、绍酒各适量。

做法：牛肉洗净，切成厚片，放入碗内，加精盐、绍酒、姜片、葱段拌匀，腌渍约半小时，拣去葱、姜。干辣椒切成2.5厘米长的段。西红柿切成小片。炒锅上火，舀入菜油，烧至七成热，放入牛肉片炒至棕褐色，取出。锅内加少量油，下干辣椒、花椒炸香成棕红色，下西红柿炒出香味，加入鲜汤，放入牛肉、精盐、酱油烧沸，用旺火收汁，加入甜酒酿、白糖、味精、芝麻油调味即可。

作用：维生素、蛋白质含量丰富，适当食用有利于减肥。

（6）柠檬汁拌水果

备料：苹果100克，秋梨100克，柠檬汁20克，蜂蜜适量。

做法：苹果、秋梨去皮、核，洗净，切成小块，放盘中。柠檬汁加入蜂蜜，一起放入碗中，调成柠檬蜜汁。将柠檬蜜汁淋在苹果、秋梨块上，拌匀即可。

作用：味道鲜美，营养丰富，富含维生素C。

（7）香菇烧丝瓜

备料：香菇25克，丝瓜300克，熟花生油、精盐、味精、绍酒、鲜姜、香油、水淀粉各适量。

做法：香菇水发后捞出，原汁放一旁沉淀，然后倒在另一个碗内备用，香菇片去根蒂洗净。丝瓜去皮洗净，顺长劈开，切成寸片，用开水稍烫后过凉。姜去皮，切成细末，用水泡上，取用其汁。炒勺放在旺火上，放入花生油，用姜汁一烹，放入绍酒、香菇汤、精盐、味精、香菇、丝瓜，用水淀粉勾芡，淋入香油，颠勺即成。

作用：香菇、丝瓜可降低胆固醇，有减肥的作用。

（8）香菇木耳豆腐

备料：豆腐300克，香菇3只，黑木耳25克，榨菜、酱油、白糖、香油、淀粉各适量。

做法：将豆腐切成3厘米见方的小块，中心挖空。将洗净泡软的香菇、黑木耳剁碎，榨菜剁碎，加入调味料及淀粉拌匀，做成馅料。将馅料放入豆腐中，摆在碟上入笼蒸熟，淋上香油即可食用。

作用：香菇可降低胆固醇，豆腐富含蛋白质，是减肥常用菜肴，儿童可适量选用。

（9）蘑菇烧冬瓜

备料：冬瓜500克，水发蘑菇100克，料酒、味精、精盐、湿淀粉、豆油、黄豆芽汤各适量。

做法：冬瓜洗净，去皮去瓤。去皮冬瓜入沸水焯一下，捞出用凉水浸泡，再切成块。口蘑去杂洗净，切块。炒锅放油烧热，放入豆芽汤、口蘑、冬瓜块、料酒、精盐、味精，旺火烧沸，改小火，烧至口蘑、冬瓜入味，用湿淀粉勾芡，即可出锅装盘食用。

作用：利水消痰，清热解毒，降血压，降血脂，瘦身美容。

❀ 为什么不宜久用口红

很多女性在美容中很重视涂口红。口红涂得好，确实可以给女性增添风采，可充分显示女性端庄俏丽的容貌和活泼自然的风姿，所以说，女性涂口红是有利美容的。但是，常涂口红对人的身体健康是不利的。这是因为，口红中含有羊毛脂成分，它会吸附空气中的微量的铅和大肠杆菌。据国外报道，口红还具有"光毒性"，专家们用两支20瓦的荧光灯照射混有大肠杆菌的口红，约有20%的菌种会产生突变，使生物中的核糖核酸遭到破坏。专家们发现，常涂口红的女性中，有30%的人会出现嘴唇干裂、肿胀等过敏症状，还有些人会引起中毒，甚至产生癌变。

所以，女性少涂口红为佳。女性中皮肤娇嫩、体质脆弱者，对有害物质更敏感。涂口红者，在吃东西或睡觉前，应该将口红洗净，以减少毒质进入体内的机会。涂口红后，一旦有轻微发痒和异常感觉时，说明不适宜涂口红，应立即停止使用，以防引起口红过敏。

❀ 男孩如何刮胡子

刮胡子有两种方法，一种是干刮，另一种是湿刮。干刮很简单，就是把电动剃须刀按在皮肤上，慢慢地推过面颊、脖颈这些长胡须的地方就可以了。但目前也有一些研究表明，用电动剃须刀刮胡须时的强烈震动，会刺激胡须的生长，使胡子变浓变粗。因此，如果你平时学习不是太紧张，可以选择湿刮。

刮胡子时，你最好从一只耳朵刮起，向下依次经过面颊、脖子、下巴，接着再从另一只耳朵按同样的方法依次刮过去，然后你可以自下而上地刮掉脖子上的胡须，最后再慢慢刮鼻子和上嘴唇之间的胡须。这样你刮胡子时，就不容易漏下一块，而且能刮得比较干净。

尽管你很小心，但有时候刀片仍然会刮破你的皮肤，不要惊慌，此时只要用干净的纸巾按住伤口处，过一会儿，伤口就会停止流血并且慢慢愈合。如果条件允许，最好能涂一点儿医用酒精。熟能生巧，慢慢地你刮破皮肤的次数就会越来越少。

其实，对于少年来说，还是不要太在意悄悄生长着的胡子。我们黄种人毛发不像其他人种那样浓密，大多数人一般要在 20 岁左右才长出明显的胡须，十五六岁的少年完全不必要为那一层黑茸毛而烦恼。

❀ 如何护理头发

（1）避免阳光暴晒和染发、烫发的伤害。夏天紫外线强，外出时应该戴遮阳帽或者打伞，这样不但可有效防止皮肤被晒伤，还可以防止头发因为过度的日晒而变黄。喜欢游泳的青少年朋友一定要注意戴游泳帽，游泳完后要将头发冲洗干净。

染发和烫发很容易使头发失去光泽和弹性，频繁的染发和烫发将会使头发失去自我修复能力，很容易从中间断开。

（2）注意头发卫生。头发具有保护头盖的作用，但头发与头皮上往往黏附皮脂、头皮屑与污垢，此类物质的瘀积，会影响头皮血液供应，使头发容易脱落，刺激头皮发痒，还会因搔抓头皮引起感染，所以应经常洗头发。有些人头发枯干，可用一些保湿摩丝、发胶等，尤其在干旱季节，能防止头发中水分过分蒸发。

（3）经常梳头、理发。每天应梳理头发 2 ~ 3 次，每次 10 多下，可去除头发中的脏物，且对头皮起刺激作用，促进头皮血液循环，有利于头发生长，但梳齿不宜太密，以免拉掉头发。烫发会损伤头发，长久用电吹风吹发，也将使头发干燥而损坏发质。头发不宜留得过长，根据情况，经常理发。

（4）注意营养。头发的主要组成原料为蛋白质，膳食中应保证有足够的蛋白质、脂肪与维生素，特别是不饱和脂肪酸（植物油中富含）对头发保持乌亮油黑有重要作用。头发枯黄为营养缺乏的表现，应多进富含维生素 A 的食物，如肝脏、蛋黄等。

（5）用科学的方法洗头。洗头不仅有净发的功能，而且还有护发的功能。洗头前先用梳子梳顺，然后从顶部开始打湿头发。在掌心倒适量洗发液均匀地抹在头发上，轻轻揉搓就行了，然后用清水洗净。洗完头以后尽量准备 2 条毛巾，一条用于吸水，一条将头发轻轻擦干。最好不要用吹风机吹干头发，尤其是吹风机的温度不宜太高，否则很容易造成头发断裂。

❀ 雀斑是怎么形成的

要了解雀斑是什么以及它是怎么发生的，我们首先得知道皮肤颜色是怎么来的。

决定皮肤颜色的最重要色素是黑素。你可以说，不同种族的不同肤色完全决定于黑素量的不同。

顺便说一句，在低等生物中，正是黑素使某些鱼类和蜥蜴改变皮色。在人类，黑素除了控制颜色外，它的最重要功能是保护我们免受过分暴晒造成的损害。

黑素是由遍布全身表皮的一类特殊细胞产生的。这些细胞叫做"黑素细胞"。那么，雀斑是怎么形成的？实际上，雀斑是局部皮肤中黑素细胞的分支更多和产生的黑素也更多的缘故。因此雀斑的颜色是棕色，正是黑素的颜色。为什么有的人长雀斑而有的人没有？原因是遗传。我们的父母决定了我们长不长雀斑！

雀斑的颜色（其实是雀斑中黑素的颜色）由淡褐直到深棕，决定于阳光暴晒量。阳光不仅能使之黑，而且还促进新黑素的形成。

❀ 使用香水应注意什么

（1）不宜将香水洒在皮肤上。洒用香水时，一般应洒在衣服、手帕上，不宜直接洒在皮肤上。否则，香水会与皮肤上的汗液起化合作用，而使其香气受到影响，也会使皮肤受到刺激而感到不适。

（2）不宜四季都用香水。最适合使用香水的时间是春夏和夏秋交替季节，此时空气清爽，人体嗅觉敏感，最能突出个性美。最不宜使用香水的时间是炎热的三伏天，此时人们常常汗流浃背，如果洒用香水，往往会产生一种难于让人接受的气味。

（3）不宜香味太浓。使用香味太浓的香水会使人产生反感，难以接受，完全失去洒用香水的意义。

（4）不宜蘸洒和滴洒香水。洒香水最好是喷洒，这样既可以节约香水，又能收到很好的效果。

（5）不宜混合洒用香水和花露。香火和花露水虽是同族，却不能混合洒用，否则会使香气受到破坏。

（6）不宜在香水内加水。香水容易挥发，存放时间长了，很容易发生浓缩现象。这时切不可往香水里加水，而应该加无水酒精，这样可以保持香水的质量不变，否则会使香水变质，对皮肤造成损伤。

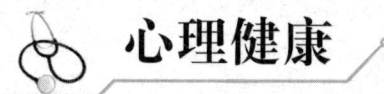

心理健康

中学生心理健康标准是什么

　　1989 年联合国世界卫生组织对健康作了新的定义，即"健康不仅是没有疾病，而且包括躯体健康、心理健康、社会适应良好和道德健康"。由此可知，健康不仅仅是指躯体健康，还包括心理、社会适应、道德品质相互依存、相互促进、有机结合等。当人体在这几个方面同时健全，才算得上真正的健康。一般而言，心理健康的概念是指：个体的心理活动处于正常状态下，即认知正常，情感协调，意志健全，个性完整和适应良好，能够充分发挥自身的最大潜能，以适应生活、学习、工作和社会环境的发展与变化的需要。

　　对中学生心理健康有如下 10 条标准：

　　（1）乐于学习、工作和生活，保持乐观积极的心理状态。

　　（2）善于与同学、老师和亲友保持良好的人际关系，乐于交往，尊重友谊。

　　（3）有正确的自我观念，能了解自我，接纳自我，能体验自我存在的价值。

　　（4）情绪稳定、乐观，能适度地表达和控制情绪，保持良好的心境状态。

　　（5）保持健全的人格。

　　（6）面对挫折和失败具有较高的承受力，具有正常的自我防御机制。

　　（7）热爱生活、热爱集体，有现实的人生目标和社会责任感。

（8）心理特点、行为方式符合年龄特征。

（9）能与现实的环境保持良好的接触与适应。

（10）有一定的安全感、自信心和自主性，而不是过强的逆反状态。

❀ 怎样能有一个好记性

记性的好坏，是不是天生的呢？我们说，不能撇开天生，因为人的智力与遗传有关系。但是，天生的记忆只能提供一个物质基础，试想，如果没有体验和亲身经历，天资再好，记忆会产生吗？

那么，为什么人的记忆有好坏之别呢？

（1）记忆的好坏，与兴趣有关。平时，我们对有趣的事物，总是兴致勃勃，专心致志，不言而喻，这时刻在脑海里的记忆"痕迹"，则最为深刻，记忆也就最为鲜明。

（2）记忆要求高度的注意力。注意力集中，在我们脑中就只有一处在兴奋，其余的脑组织则被抑制。这样，没有别的干扰可以打乱兴奋着的脑活动，所以记忆就会十分出色，印象也深刻。

（3）记忆还要讲究方法。得法的记忆，往往事半功倍。所谓得法，就是符合脑活动的客观规律。还有，不断复习，可以加强记忆，这是深化在脑中记忆"痕迹"的重要方法。系统化记忆，就是将零零碎碎的记忆材料，整理成为有条有理的内容，找出这些材料的主线，从而就加强了记忆。

（4）记忆的好坏，与年龄有关。幼儿时期，死记硬背的机械记忆，以及凭听觉来记忆的本领较大，以后随着年龄的发展，理解记忆与视觉记忆逐渐占了优势。

（5）病态对记忆也产生一定的影响。经常失眠的人，记忆力要下降；神经衰弱者，终日头脑昏沉，忘性自然特大；头脑受过重伤或得过严重脑炎的人，记忆有时也不会好。

胆碱能提高记忆力，它存在于蛋黄、鱼和肉中，所以多吃这类食物，对记忆有一定的好处。

🍀 遗传对心理健康有何影响

有些心理疾病是受先天遗传影响的，例如智力落后、智力障碍、神经功能症和分裂症等，常常是由遗传因素决定的。研究表明，焦虑症部分决定于遗传因素。母亲患精神分裂症者，其子女患此病的可能性是常人的9.3倍；若父亲患此病，则女性患此病的可能性是常人的7.2倍。另外，43％的癫痫病患者同遗传有关。

🍀 性别对心理健康有何影响

据研究，女性由于感情丰富、敏感多疑，她们的功能性精神病、神经质、异常心理、心身失调症、暂时性精神失调、焦虑症、抑郁症患病率，甚至自杀的发生率都明显高于男性。当然，女性的心理不健康的比例高于男性，除了女性的生理因素以外，也与她们的社会压力有关。

🍀 性格对心理健康有何影响

研究发现，个性特征、生活事件、文化程度和年龄等因素对心理应付方式都有一定的影响。稳定和偏外向的性格特征、丰富的生活经历、较高的文化修养，有利于改善人们的心理应付方式。那种处事稳重、自制力强的人，往往不善于应付突发事件，如果连续遭受打击，就有可能出现心理疾病；而那种攻击、好斗、容易激动的人却往往能机智灵活地应付突发事件，能够保持心理上的平衡而不失常。

🍀 如何克服"抑郁症"

在青春期，人的神经系统非常脆弱，经不起打击和挫折，生活中的任何比较强烈的打击，都能使他们的神经系统遭受伤害，导致各种精神疾病。抑郁症就是其中较常见的一种。

成年人常常把青少年的抑郁症看成简单的情绪差，过两天就会好，结果耽误了治疗。其实抑郁症和"情绪不好"是有本质差别的。这种差别在于情绪不好是神经系统的一种保护性反应，是在正常地发挥功能，它和人的兴趣、需要、气质、性格等个性特点有着密切关系，起着互相调节的作用。抑郁症则不然，患抑郁症的人神经系统正常的兴奋和抑制过程发生了障碍，该兴奋时不能兴奋，如听不进课，看不进书，吃不下饭；该抑制时不能抑制，如睡不着觉，忘记不了烦恼的事等。这就像一部机器不能再正常运转，必须检修一样。

青少年患"抑郁症"与家长有很大的关系，约40%的家长根本没发觉孩子情绪有什么明显变化；约35%的家长发现孩子有些情绪异常，但认为只不过是转变年龄的正常现象；25%的家长带孩子看病时拒绝挂精神病科的号，不承认孩子得的是精神病。可见从家长方面来说，要预防孩子患抑郁症，①以自身行为为子女树立榜样；②适当了解一些青春期生理、心理发展的知识；③以关心、谅解、疏导的态度教育子女，切忌压服、侮辱、讽刺、体罚。

青少年患抑郁症还有其内在的原因，弱神经型的人，抑郁质的气质，都往往缺乏对外界刺激的抵抗力。对这样的青少年应更加小心避免强刺激。

社会不良影响也是导致青少年患抑郁症的原因之一，如黄色录像带、小报以及社会上流氓团伙的引诱和教唆，学习上的困难以及失恋等，都会给青少年以强烈刺激，造成神经系统功能失调。因此，对青少年的学习、生活、交友、读书，家长绝不应该持不闻不问的态度。

❀ 如何防治神经衰弱

神经衰弱是一种常见的神经病症，患者常感脑力和体力不足，容易疲劳，工作效率低下，常有头痛等躯体不适感和睡眠障碍，但无器质性病变存在。一般不需要打针吃药，要学会调整自己。

（1）要学会正确面对生活和学习，要学会乐观的人生态度。人的一生中，总是在不断地面对各种各样的新的事物、新的知识，总是要在不断的学习中前进。小时候要学习说话，以便和人交流；长大了要学习语文、数学、天文地理知识，以便认识社会；工作以后要学习各种专业知识，以便更好地贡献社会，体现人生价值。这就是生活，我们每个人都在学习中体会着人生的乐趣，所以，不要把学习当成负担。

（2）加强体育锻炼，合理安排作息时间。体育锻炼可以很好地缓解脑力的疲劳，增强自己的身体素质，同时也能培养自己勇敢、果断、豁达的性格。所以积极参加文体活动，可以有效地调节大脑皮层的功能，帮助恢复平衡状态，对治疗神经衰弱有很好的效果。另外，根据自己的身体素质和环境状况，合理安排作息时间，不要过分地熬夜，不要透支自己的脑细胞，要学会劳逸结合。

❀❀ 青少年为什么多有逆反心理

逆反是一种颇为复杂的心理现象，它的产生有内在和外部的因素。①这是由人类强烈的探索欲造成的。尤其是青春期，有着迫切求知的冲动，越是神秘的东西越是好奇。人们对"内部消息"的兴趣远远超过已经公开了的事情。②逆反心理是青少年自我意识、独立意识增强的一种表现。他们对事物的评价能力开始成熟，不再按照父母、老师、社会宣传的标准来看待事物。为了显示自己的独立性，常常怀疑父母的话，固执地要用自己的感官和大脑去得出自己的结论。③逆反心理还与某些外部因素有关。如果社会上的某些过头、片面、虚假的宣传，久而久之便会诱发人们对事物另一面的注意。

❀❀ 如何培养良好的考试心理素质

（1）平时学习要注意下工夫，尽量使复习完备，不留漏洞，使自己能胸有成竹，上考场自然心安。

（2）平时要注意加强心理素质的训练。考生的心理素质与本身的品格修养关系极为密切，坦然地面对生活，将崇高的追求与平凡的生活态度相结合，是获得良好心理素质的根本。

（3）增强自信心。自信心是取得考试成功的重要因素，能使人乐观勇敢地面对种种困难和危机，调动自身各个方面的积极力量去实现预期目标。①相信自己已掌握所学课程，可以在考试上出色发挥；②分数并不完全说明实力的强弱，有偶然因素存在，对考试中发生的一切要泰然处之；③要用积极的言语进行自我心理暗示，如在考试前对自己说："我能行"、"我一定能成功"、"我还有很大潜力"等，这些心理暗示语有助于自信心的建立。

（4）提高心理适应能力。青少年朋友应有意识地参加一些带有心理压力的竞技竞赛活动，如演讲比赛、讲故事比赛、小组讨论发言、表演及文娱节目等，这样有助于锻炼心理素质，提高对高压环境的心理适应能力。

（5）放松心情。考前如果感到精神紧张，身心疲惫，就应运用一些心理放松的方法来缓解。

❀ 如何面对挫折

（1）遇到挫折时应冷静分析从主观、客观、目标、环境、条件等方面找出受挫的原因，采取有效的补救措施。

（2）要善于认识前进的目标，并在前进中及时调整目标。要注意发挥自己的优势，并确立适合于自己的奋斗目标，全身心投入工作中。如果在实施过程中，发现目标不切实际，前进受阻，则需及时调整目标，以便继续前进。

（3）应善于化压力为动力。其实，适当的刺激和压力能够有效地调动机体的积极因素。"自古雄才多磨难，从来纨绔少伟男"，人们最出色的工作往往是在挫折、逆境中做出的。

（4）要有一个辩证的挫折观，经常保持自信和乐观的态度。挫折和教训使我们变得聪明和成熟，正是失败本身才最终造就了成功。我们要悦纳自己和他人、他事，要能容忍挫折，学会自我宽慰、心怀坦荡、情绪乐观、发愤图强、满怀信心地去争取成功。

❀ 如何摆脱孤独

如今，我国的青少年绝大多数是独生子女，他们在家里没有同层次、同辈份的交往伙伴，如果在学校里也没有朋友，那么就没有机会参与群体活动。长期生活在自我封闭的环境里，由于没有机会向外释放身心成长中的能量和情感，也没有机会接受外来的冲击和考验，自然就会变得孤僻和不合群。于是，有的孩子就只好以电视机和游戏机为亲密伙伴，甚至以小猫小狗为其感情和语言交流对象。这种办法为他们日后的人际交往埋下了隐患。而他们在这种不正常的环境中，会逐渐变得郁郁寡欢，失去青少年应有的热情与朝气。

青少年自身要改变这种现状，应做到以下几点：

（1）走出自我的小天地，走出封闭的世界。敞开心怀，就会发现生活的空间同样是一个温暖的世界。在交往中感受爱的信息，在相助中体味他人的暖流，学会主动关心和帮助同学。班集体是由几十个同学组成的"家"，朝夕相处的男女同学就是自己的兄弟姐妹。在这个"家"里，如果谁有困难，大家都伸出热情援助之手，那么，这就是一个充满温馨和融洽气氛的集体。如果你经常这样做，当你有困难时，他们也会"投桃报李"，向你伸出援助之手。此时，你定会领悟到"帮助别人，原来就是帮助自己"。

（2）客观对待自己，正确地认识自己。"曲高和寡"，如果总认为自己比别人强，高人一等，就永远摆脱不掉孤独的困扰；如果总认为自己不如别人，觉得自己这也不行，那也不好，终日独处，同样也会变成孤家寡人。要学会交往，学会沟通，不要怕自己的不足曝光，因为你时刻可以改变自己。

❀ 如何建立自信心

自信心需要通过培养才能建立起来，下面介绍几种建立自信的方法：

（1）每月完成 3 个目标。你可以在每个月的月初，给自己定下这个月内要完成的 3 个目标，然后逐个完成。对于每一个目标都要按照它的工作特性，具体分成几个步骤，先从第一个步骤开始。当完成第一个目标后，就立即奖赏自己。然后再进行第二个、第三个目标，每个目标完成后都给自己一点鼓励。这样重复的实践，使你看到了自己的力量，鼓励就会变得越来越不重要，而你就在完成具体的目标中，建立起了自信心。

（2）用正面反击负面。这可以用 2 种方法：①用一张纸，把自己的缺点或使自己害羞的原因列在左边；在纸的右边，把你每一个缺点的反面，也就是可能的优点写出来。例如，左边写着：我的朋友当中没有一个人喜欢我。右边则写：真正了解我的人都应该喜欢我。然后从左边逐渐往右边想，你的观点渐渐就会从消极转向积极。②把你的优缺点用卡片一条条地写下来，然后把它们分成正、中、负三面，当你读到缺点负面时，就把它撕毁、烧掉，中性的保留，正面的堆积起来。如此，你会发觉你的优点比缺点多，这是使你从悲观转向乐观的方法，通过这种转向来建立你的自信心。

（3）寻找角色楷模。找一位你最敬佩的人做楷模，看看他有什么优点你也有，他有什么缺点你却没有，或恰恰是你的优点，这样对比之后你就会发现自己也有强人之处，从而提高了自信心。

❀ 如何克服嫉妒心

（1）要有广阔的胸怀。能容纳别人的长处，不能因为自己有所短而害怕别人超过自己，你的成绩也不应该成为别人进步的障碍。对同学的成绩或进步都要抱欢迎的态度。这种良好的心态，是一个人健康人格的反映。

（2）发扬优点，积极进取。要正确对待比自己强的人，要把对比自己强的人的嫉妒心化作看到对方的长处，学习对方的长处，克服自己的短处上，以求进取，这样才能使自己前进，虽不至于什么都比别人强，但总不会什么都比别人差。

（3）不要用放大镜看自己。如果只看自己的优点，而且看得过重，就接受不了别人挑战的事实，更不能容忍别人超前的优势。在任何时候，把自己看得平常些，就不那么孤高自傲了。把自己当成金子，常有被埋没的痛苦；而把自己当成铺路石，就会为有人踏过而欣喜。

（4）克服自我中心主义。嫉妒，说到底是极端自私的表现。消除了以自我为中心的人生观，就能彻底割掉嫉妒的毒瘤。

（5）善于剖析自己，反省自己。在认识嫉妒危害的基础上经常剖析自己，反省自己，约束自己的心理和行为，使自己成为心理健康的人。

（6）充实自己的生活。培根说："嫉妒是一种四处游荡的欲望，能享有它的只能是闲人。"如果我们工作、学习的节奏很紧张，生活过得很充实，就不会让精力被妒火烧毁。

让我们牢牢记住"铁生锈则坏，人生妒则败"的道理，把嫉妒从生活的词典里驱赶出去。

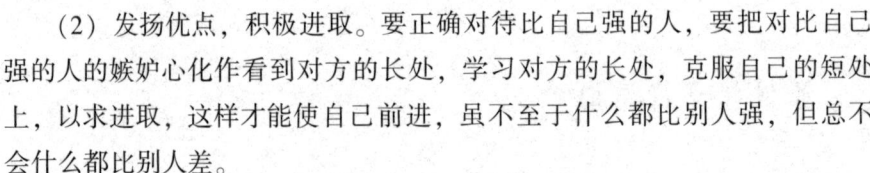 如何缓解紧张情绪

（1）多回味以往学习和生活中获得成功的情景和体验，使自己保持一种轻松愉快的心情。

（2）静静地幻想自己来到一个风景秀丽的地方，微风拂面，鸟语花香，慢慢地将心情放松下来。

（3）换一个环境，找一个安静的地方，放松心情。

（4）听听音乐，唱唱歌，跳跳舞，看看电视，调节情绪，缓解紧张的心情。

（5）参加适当的劳动或休息锻炼，既可转移大脑的兴奋点，消除大脑疲劳，又可以通过增强肌肉的紧张感以化解心里的紧张感。

❀ 发烧就要用退烧药吗

人的体温基本上是恒定的，保持在37℃左右。万一体温超出了正常范围，这就是"发烧"。过去许多人认为发烧是件坏事，因为发烧时人会感到很难受，还经常伴有心跳及呼吸加快、食欲减退和头痛等症状。

近年来医学家认为，发烧并不是一件坏事。首先，这是因为发烧是疾病的信号，有利于医生诊断疾病。现在有些人稍有发烧，便不分青红皂白地用退烧药退烧，这么一来，疾病的症状会暂时得到缓解，但往往会把真实的病情掩盖起来，结果耽误了治疗的时机。

其次，发烧是人体对病菌入侵的一种生理性防卫反应，对机体有保护作用。体温升高的时候，人体内各种酶的活动能力增强了，新陈代谢变得旺盛起来，肝脏的解毒功能也大为增强。同时，人体血液中的天然防线——白细胞也会大量增加。它们把病菌团团围住，使之陷入四面楚歌的境地。经过一番决战，白细胞往往"得胜回朝"，而病菌则"全军覆灭"。这时，人的体温会恢复正常，人体也恢复了健康。

发烧会唤醒人体的免疫系统，使人体对某种疾病产生抵抗力。有时候，人们发现癌症病人被病菌感染后，等到病菌引起的疾病痊愈了，癌症也得到了某种程度的缓解，这是发热将免疫系统激发后的结果。

当然，发高烧和长期发烧，对人体还是不利的。因为这样会干扰人体的各种生理功能，所以有必要进行退热处理。

❀ 咳嗽就要用止咳药吗

许多疾病都会引起咳嗽，那么，是否一咳嗽就要用止咳药呢？不一定。有时用药不当，反而会越吃药越咳嗽。

一般来说，止咳药都带有一点麻醉作用，用麻痹喉部神经来使咳嗽暂时得到抑制。但是，由于痰液仍然蓄积在气管和支气管内，因而不但治不好咳嗽，还会导致咳嗽反复发作。痰液是气管、支气管黏膜细胞分泌的黏液，能黏住各种病菌及死亡的白细胞等，支气管和气管黏膜上还有一层纤毛，它们的不停摆动才使痰液到达喉头，刺激咽喉反射性地咳嗽，最后把这包含病菌的黏液排出体外。因而只要不是不易咳出的黄稠的痰液，一般的伤风感冒、支气管炎引起的咳嗽最好不要用止咳药，倒是应立即对症下药，消灭病菌和病毒要紧。

当然，如剧烈的咳嗽已经到了无法入睡和影响生活时，或者痰液过浓稠，不易咳出时，可在医生指导下服用止咳化痰的中、西药。

❀ 血型相同一定能输血吗

输血在医学上是一种重要的治疗方法。创伤后失血、出血性疾病、白血病，以及某些慢性疾病引起的贫血等都需要输血。临床上还常根据患者病情进行成分输血（即将血液分离成各种成分，如白细胞、血小板、红细胞等，然后将某一成分输给病人）。但无论哪种输血都要预先配型。配型就是检验献血者与受血者的血型是否适合，通常看献血者的红细胞与受血者的血清之间是否会发生凝集反应。如果不引起凝集就可以输血，否则就不能输血。

那么什么是血型呢？血型就是根据红细胞含凝集原及血清中含凝集素的类型将血液分型，临床上应用最广的是 ABO 血型系统。

一般来讲，理论上同型血液可以相互输用。但在临床上，输血之前配血主要是看献血者的红细胞与受血者的血清之间是否会发生凝集反应。这是因为献血者的血浆虽然有可能含有与受血者红细胞凝集原相对抗的凝集素，但当献血者的血液输入受血者体内时，这些凝集素便进入受血者血循环并很快被稀释而不至造成不良后果。因此，在紧急情况下，一些不同血型的人之间经过检验配型后也可以输血，但输血量不可过多，而且输血速度要慢。

尽管在临床上一般采取相同 ABO 血型之间的输血，但并不是所有 ABO 血型相同的人之间都可以相互输血。这是因为人类的血型系统是由基因决定的，它不但种类多，而且很复杂。例如：Rh 血型系统就是与 ABO 系统完全不同的一个系统。我国绝大多数人为 Rh 阳性，只有大约 1% 的人为 Rh 阴性。Rh 阴性的人在第一次接受 Rh 阳性的血后，并不发生凝集反应，但体内却产生了抗体。以后再接受 Rh 阳性血后就会发生凝集反应，出现生命危险。另外即使在 ABO 血型系统中也存在许多亚型，如 A 型血又分为 A1 亚型及 A2 亚型，AB 型又有 A1B 及 A2B 二个亚型，而临床上检验血型并不包括亚型，这就可能出现受血者与献血者的血型的亚型不同，如果不进行输血前的配型，在输血时就很可能出现不良反应，造成危害。因此，在实际工作中，不管献血者与受血者血型是否相同，输血前都必须进行交叉配血。只有当献血者红细胞与受血者血型不发生凝集反应时才可以进行输血。

❀❀ 贫血就是血少了吗

血液是由血浆及血细胞组成。血细胞又包括红细胞、白细胞和血小板。贫血并不是指血液减少，而是指单位容积的血液内的红细胞数量过少，或者红细胞中血红蛋白含量低于正常。

红细胞同白细胞、血小板一样是在骨髓中产生的。经过不同的发育阶段，最后释放到外周血液中发挥作用。红细胞的生长和许多细胞一样需要一些营养物质，如蛋白质、脂类及维生素等，其中特别需要铁元素、叶酸和维生素 B_{12}，所以当这些物质缺乏时就会造成红细胞生成减少，出现贫血。因此饮食时要注意各种营养搭配，切勿偏食。一般来讲，发酵的豆制品如酱豆腐、酱油等食物中含维生素 B_{12}。叶酸在绿叶菜中含量丰富。动物肝脏含铁量较高，同时还含有叶酸及维生素 B_{12} 等营养物质。

骨髓中含有许多细胞，这些细胞可以不断产生和分化出一种或多种血细胞，当服用某些药物、接触一些化学物品或受到电离辐射，都可能使这些细胞受到损伤而影响它们产生血细胞的能力，出现贫血或白细胞血小板减少。在日常生活及工作中要尽量保护自己，定期做检查。

红细胞在骨髓的发育过程中除了需要营养物质外还需要一个正常的"微环境"。许多疾病，特别是一些慢性病很可能会破坏"微坏境"造成红细胞生长不良，表现出贫血。

贫血还有一种常见的原因是红细胞在外周血液中过早地破坏，也就是常说的"溶血"。

🍀 献血会损伤元气吗

正常人血液总量为体重的7%～8%，即每千克体重有70～80毫升血液。安静状态下，大部分血液都在心血管中流动，这是循环血量。另外一部分血在肝脏、肺、腹腔静脉及皮下静脉丛等处缓慢流动，这部分血称为贮存血量，肝、肺等器官就叫贮血库。人的血量是相对恒定的，这种相对稳定性对人体有重要意义，它可以维持正常血压，保证人体正常活动。

失血对人体的影响与失血的量和速度有关。如果失血量小于总血量的10%时，机体将通过我们称之为"代偿反应"的变化来维持血压恒定，保证机体正常活动。机体失血后，首先会出现心脏活动加强，部分血管收缩，随后贮血库也"挤"出自己的一部分血来增加循环量。血浆内的水及电解质在失血后的

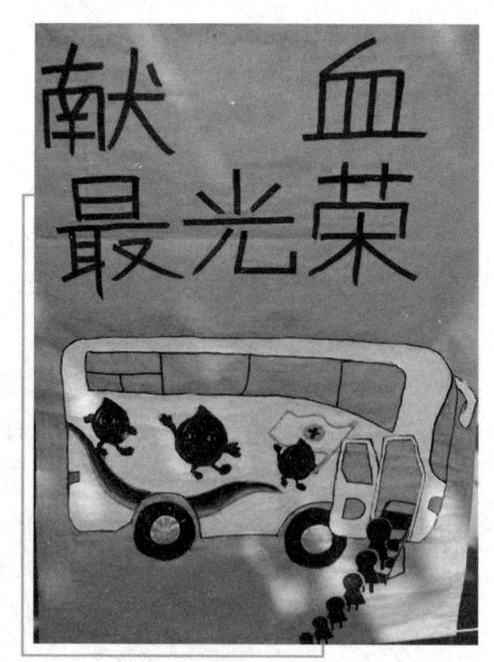

1～2小时内由组织液渗入血管而得到补充，同时肝脏会加强蛋白质合成，在1天左右血浆内蛋白质的量就可以恢复了。但是如果失血量超过20%时，机体的这些代偿机能就不能维持正常血压了，如果失血量超过30%就可能危及生命。

　　根据这些道理规定健康人一次献血200毫升，这远未达到10%，不会对我们的身体造成不良影响。

　　当然，有的人献血中可能出现头晕、心慌等不适感觉，这一方面与精神紧张有关，另一方面可能因献血前不能进食而出现了轻微低血糖反应。这些都不要紧，只要安静休息一会儿，喝些饮料，吃些东西，这些不适反应很快就会消失的。献血后也应该适当加强营养，以利机体迅速恢复。

❀ 维生素是多多益善吗

　　维生素是人体内必不可少的营养成分，除了少数在肠道中由细菌合成外，大部分都是人体自身所不能合成的，因而必须由饮食中摄取。那么，维生素有什么用呢?

　　维生素在人体内一般需要量很少，但对人体的生理活动很重要。它参与了人体内的各种新陈代谢过程，促进蛋白质、糖类、脂类的合成和利用，许多的维生素还是多种酶的重要辅助成分。因此，一旦体内维生素不足，就会引起体内代谢的紊乱，出现各种症状，如多发性的神经炎、眼球干燥、皮下出血、毛囊角质化等等。而一旦出现这些症状，再靠正常饮食中的维生素已无法调节了，必须较大剂量长时间地服用药物才能恢复。所以维生素对人体来说相当重要，平时的饮食中要注意食物的调配，避免发生维生素的缺乏症。

　　但是，有一点要注意，维生素并不是越多越好，有些维生素如A、维生素D等，摄入过多则会蓄积体内产生中毒的症状。一般的维生素每人每天的需要量在几十微克到几十毫克。所以，对维生素的摄取，既要防止不足，也要防止过量。

❀ 多吃酱油会使皮肤变黑吗

有些人认为，多吃酱油会引起色素沉着，使皮肤发黑。因而，一些人便不敢多吃酱油，甚至忌食酱油了。

人体的肤色主要是由黑色素的数量和分布位置决定的。黑色素广泛分布于动、植物和人体中。黑种人皮肤内的黑色素很多，从基底层到浅表层几乎比比皆是。黄种人皮肤中的黑色素主要在基底层。白种人的黑色素数量更少。在人体中，黑色素是由一种黑色素细胞合成和分泌的，世界上不同肤色的人，皮肤中黑色素细胞的数量都大致相同。因而，肤色不同的根本原因是黑色素细胞活跃的差异，也就是每个黑色素细胞产生的黑色素数量的多少。

黑色素是由一种无色的氨基酸——酪氨酸，在一种酪氨酸酶的催化作用下逐渐形成的。哪个地方酪氨酸酶显得特别活跃，那里的皮肤颜色就会变深。相反，一个地方酪氨酸酶的活动受到了抑制，那么这里的皮肤颜色就会变浅。

黑色素的形成，是一个十分复杂的过程。人体中的有些物质对酪氨酸酶有抑制作用，可是阳光中的紫外线却能使酪氨酸酶变得活跃，从而增加了皮肤中黑色素的数量。多晒太阳会使皮肤发黑，就是这个原因。此外，慢性营养不良也会加快黑色素的生成，使皮肤发黑。缺乏维生素 A 时，同样会引起色素沉着。

明白了这些道理以后，让我们再来看看酱油，酱油是用大豆和面粉等通过发酵制成的。这是一种有营养价值的调味品，其中含有蛋白质、氨基酸、糖类、有机酸和盐，以及少量的磷、钙、铁等，这些化学成分不会引起黑色素增多。由此可见，多吃酱油与皮肤的黑白没什么关系。

❀ 脑袋大的人就聪明吗

人类所以被称为"万物之灵"，灵就灵在有一个发达的大脑袋。在动物世界中，类人猿的智力名列前茅，但它们的脑重也远远不及人类。黑猩猩的脑重为 420 克，大猩猩接近 500 克，猿人的脑重与人稍微接近些，但仍有一定差距。现代人脑子的平均重量为 1450 克，北京猿人为 1075 克，蓝田猿人只有 850 克。在人类社会中，刚生下来的婴儿，脑重只有 390 克左右，随着渐渐长大成人，脑子开始变重、变大，智力也得到了高度发展；到了老年，脑子的重量减少了，智力水平也随之而下降。这些似乎都证明脑袋大聪明。

然而，实际上脑袋大并不一定聪明。例如，脑袋小的老鼠，比脑袋稍大一些的兔子记忆力强。在脑子重量上，人也不是首屈一指的。鲸的脑子有 7000 克重，象的脑子有 5000 克重，都比人脑重好几倍，而它们的智力却远不如人类。为此，前苏联人类学家用一个指数：脑重×脑重/体重，来表示脑的发达程度，指数越大，脑越发达。结果，老鼠为 0.19，类人猿为 7.35，人是 32.0。

俄国作家屠格涅夫的脑子重量有 2012 克。可是有些名人的脑子却并不重，德国大数学家高斯脑重 1492 克，意大利诗人但丁脑重 1420 克，与一般人差不多，但他们的智力水平都超出了普通人。爱因斯坦是近代最伟大的科学家之一，当他去世以后，美国科学家对他的大脑进行了研究，发现与普通人并没有什么不同。有些名人的脑子更小，如法国著名小说家法朗士的脑重只有 1017 克，德国化学家本森的脑重也不过 1259 克，但并不影响他们在艺术和科学上发挥自己的聪明才智。科学家曾作过研究，一个健康的成年人，男的脑重不低于 1000 克，女的不低于 900 克，就不会影响智力的发展。

事实上，人的大脑中有许多沟回增加了大脑皮层的面积，增加了大脑皮层的细胞数量。所以，脑袋小不一定大脑细胞少，脑袋大也不一定大脑细胞多，更何况人的聪明才智，在很大程度上取决于他所受到的教育和训练。

❀ 用头顶球容易脑震荡吗

在足球比赛中，时常会见到运动员用头顶球来射门的精彩镜头。人们不禁要问，面对力量大、球速快的足球，人用头去顶球会不会造成脑震荡呢？应该说，这种可怕的后果几乎不会发生。

这是因为大脑的外面有一层坚硬的颅盖骨，它由顶骨、额骨、颞骨和枕骨构成，与颅底骨一起组成头颅。用头顶球一般都是用前额部，而前额部的额骨是颅盖骨中最坚硬、最厚实的一块，能经受住很大的冲击力量。

还有，比赛用的足球都是用熟皮一块一块按一定规格拼制而成，内有充气的球胆，因此具有一定的缓冲作用。

除此以外，当运动员有意识地用头顶足球时，全身骨骼和肌肉处于一种高度紧张状态，尤其是头和颈部肌肉保持着一定的紧张性和协调性，这样也能起到一定的缓冲作用。

由此可见，从人的头颅骨构造和运动生理来说，当一个力量大、速度快的足球从远处飞速而来，人体高高跃起用前额主动去顶球是不会造成脑震荡的。

但需要指出的是，当一个人在毫无警觉的状态下，远处飞速而来的足球直接作用于头部，由于身体的肌肉来不及为缓冲进行协调，就有可能造成大脑剧烈的震荡，严重的还会使大脑组织受到伤害，导致灾难性的后果。

🍀 举重会把人压矮吗

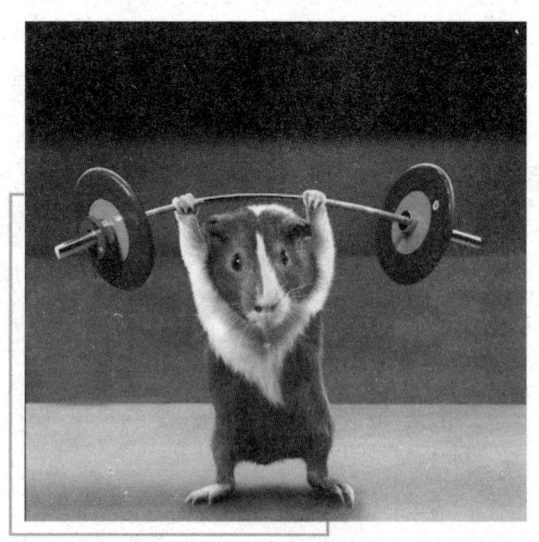

练举重能使肌肉发达，身体健壮，力量增强。但有这样一种说法："举重会把人压矮！"练举重是否真会把人压矮呢？

人们可能是看到很多著名举重运动员的个子都不高，因而得出这样的结论：是因为练举重把人压矮的。

这种只依靠观察得出的结论，显然是不对的。人体内有坚固的骨骼支撑着。练习举重是由轻到重，根据年龄和发育情况进行的。那么在锻炼过程中，骨骼只会变得更加坚固结实，运动医学还没有发现从事这项运动会妨碍骨骼的发育。因此认为举重会把人压矮是没有科学根据的。

举重是一种力量性练习，决定一个人力量大小的因素很多，其中很重要的一个因素，就是肌肉发达的程度如何：肌肉越发达，则举起的重量就越大。另外，从作功距离来看，人矮所举的距离比人高所举的距离要短，所以就省力些。举重运动是按体重分级别进行比赛的。这样，同一体重，身体较矮而肌肉发达，就比身材较高、肌肉不发达的人更容易获得好成绩。所以较轻级别的运动员，不少人本来身材就比较矮，并不是练举重后才把他们压矮的。事实上，有许多优秀的运动员多年从事举重练习，而身高的增长并未受到任何影响。

的确，有些举重运动员在来练举重之前，由于身体比较消瘦，所以外观上显得较高。可是，当他们练了一个时期的举重之后，由于肌肉发达，肩宽了，身体壮实了，因而就不显高了。如果测量一下身高，就能证明他们并没有比练习举重前矮。

举重运动不但不会把身体压矮，反而会促使身体更好、更全面地发展。

❀ 滥用抗生素有什么危害

回顾中外医学发展的历史，有过许许多多的教训和失误，其中过分依赖抗生素，滥用抗生素，就是人类医学史上最大的失误之一。

早年，抗生素的发现使人类受益匪浅，它使可怕的产褥热不再成为产妇的杀手，使吞噬千百万人生命的鼠疫、伤寒、霍乱等烈性传染病得到了有效控制，使外科手术不再因为感染而失败。然而，随着抗生素种类的增多，使用历史的延长，滥用的现象日益普遍，同时也带来了许多意想不到的后果。

抗生素可分为许多种类型，每一种类型都具有独自的抗菌范围。简单地说，某一种抗生素对某种细菌有杀灭或抑制作用，但对另外的细菌则没有作用。如果抗生素选择错误或者一种抗生素使用时间过长，这就会造成不良后果。轻的对疾病没有治疗作用，严重的将会延误病情，甚至引起许多不良反应。

　　滥用抗生素使越来越多的细菌产生耐药性，一些原来很有效的抗生素渐渐失去了效力。为此，人们不得不绞尽脑汁，去研究发现对付耐药菌的新的抗生素。令人头痛的是，新抗生素的发现速度还赶不上细菌产生耐药性的速度，而且耐药细菌的毒力也越来越强，越来越难以对付。为了对付细菌的耐药性，医生不得不同时使用多种抗生素，但这样一来，联用抗生素在杀死有害细菌的同时，一些脆弱的有益细菌也会被"置于死地"，导致菌群失调，降低人体的抗病能力。

　　还有，抗生素在治疗疾病的同时，或多或少带有某些副作用，如果对它们的副作用不了解而滥用的话，后果将不堪设想。比如有的抗生素会影响听力，甚至发生耳聋；有的抗生素对肾脏有损害，如用于患有肾病的病人身上，会加重病情；有的抗生素会引起过敏，使用前一定要做皮试等等，因而在选择时千万要慎重。